태반
혁명

태반
혁명

1판 1쇄 펴낸날 2025년 11월 19일

지은이 안현우

펴낸이 나성원
펴낸곳 나비의활주로

책임편집 김정웅
디자인 BIG WAVE

전자우편 butterflyrun@naver.com
출판등록 제2010-000138호
상표등록 제40-1362154호
ISBN 979-11-93110-86-7 03510

※ 이 책은 저작권법에 따라 보호받는 저작물이므로 무단 전제와 무단 복제를 금지하며,
   이 책의 내용을 전부 또는 일부를 이용하려면 반드시 저작권자와 도서출판 나비의활주로의
   서면 동의를 받아야 합니다.
※ 책값은 뒤표지에 있습니다.
※ 잘못된 책은 구입하신 곳에서 바꾸어드립니다.

-10살, 젊음을 유지하는 사람들의 비밀
시간을 되돌리는 몸의 혁명!

태반 혁명

안현우 지음

나비의 활주로

| 추천사 |

『태반 혁명』은 동의보감과 조선왕조실록 등 안현우 원장의 끈기 있는 추적을 통해 자하거의 역사적 근거와 현대적 효용을 조명한 책입니다. 한의학과 난치병 치료에 관심이 있는 사람이라면 『태반 혁명』을 필독서로 추천합니다.

- **김희준**, 봄온담한의원 대표원장, 한의사, 18만 유튜버 살빼남

이 책은 태반 요법으로 효과를 볼 수 있는 다양한 질환에 대한 이해와 예방 및 관리부터 치료까지 폭넓게 정리되어 있습니다. 질환에 대한 이해를 원하는 일반인은 물론, 태반을 임상 현장에서 활용하고자 하는 한의사에게도 유용하며 활용도 높은 책으로 추천합니다.

- **윤종훈**, 시화한방병원 병원장, 한의사

기초 이론부터 질환별 적용까지 일관된 구조로 구성되어 있어, 태반 치료를 처음 접하는 일반인부터 숙련된 전문가까지 모두에게 유익한 책입니다. 전문성과 실용성을 모두 갖춘 도서로 강력 추천합니다.

- **전찬구**, 한가온한방병원 병원장, 한의사

각종 생활 질환으로 고통받는 중장년층에게, 이 책은 새로운 치유의 시각을 제시합니다. 한의학과 통합의학의 접점을 모색하는 이들에게 소중한 길잡이가 되어 줄 것입니다.

- **정동길**, 보강한의원 원장, 한의사

이 책은 자하거의 구체적인 효능을 깊이 있게 다룹니다. 한의학도에게는 임상적 통찰을, 건강에 관심 있는 일반인에게는 친절한 길잡이가 되어줄 것입니다.

- **오춘상**, 오씨3대한의원 원장, 한의사

안현우 원장은 태반의 치유력을 과학적 근거와 임상적 통찰로 풀어내며 새로운 웰빙의 방향을 제시합니다. 더 질 높은 건강 생활을 추구하는 현대인들에게 깊은 인상을 줄 이 책의 일독을 권합니다.

- **이한창**, 보금한방병원 이사장, 한의사

안현우 원장의 탁월한 임상 역량과 치료 노하우가 담긴 보석 같은 책

- **조경하**, 경희대학교 한의과대학 겸임교수, 『안전하고 효과 좋은 도침요법』 저자

환자분들을 위한 진심과 열정이 고스란히 담긴 이번 저서를 추천드립니다.

- **한상혁**, 서울명인한의원 원장, 한의사

이 책은 수천 년간 이어져 온 태반의 지혜를 현대 임상에 바로 적용할 수 있도록 체계적으로 정리했습니다. 이는 끊임없이 발전하는 한의학의 증거이자, 우리 몸의 회복력에 대한 깊은 통찰을 선사하는 안내서입니다.

- **하연우**, 우주한방병원 병원장, 한의사

이 책 『태반 혁명』은 임상 경험이 풍부한 전문가가 생소한 약재 '자하거'를 다양한 임상 사례를 통해 알기 쉽게 설명합니다. 단순한 정보를 넘어 임상의의 통찰과 애정이 담겨 있어, 자하거에 대한 깊은 신뢰와 이해를 선사합니다.

- **김정현**, 바로유한의원 대표원장, 한의사

안현우 원장은 이번 저서를 통해 자하거 약재를 중심으로 한의학적 사고를 쉽고 체계적으로 풀어냈습니다. 복잡한 전문 지식을 누구나 이해할 수 있도록 정리하여, 한의학의 깊은 철학과 임상적 가치를 균형 있게 담아낸 점이 인상적입니다. 이 책은 한의학에 관심 있는 독자뿐 아니라, 더 젊고 더 건강하게 살고 싶은 많은 분들께 명쾌한 해답을 제시합니다. 앞으로도 한의학의 지평을 넓히는 뜻깊은 연구와 저술을 이어가길 기대합니다.

- **이광연** 의학 박사, 한의학박사, 경희대 한의대 외래교수, 이광연한의원 원장, 한의사

다양한 정보가 넘쳐나지만, 정작 진정한 건강을 지키는 방법은 찾기 어려울 때가 많습니다. 이 책은 수많은 환자를 진료해온 저자가 오랜 임상 경험을 통해 얻은 통찰을 바탕으로, 구체적이고 검증된 건강법을 담았습니다. 바쁜 일상 속에서도 건강한 삶을 지향하는 모든 분들께, 이 책이 삶의 질을 높이는 든든한 길잡이가 되어줄 것이라 확신합니다.

- **박지환** 백세한의원 원장, 한의사

이 책은 과거와 현재를 아우르는 깊이 있는 분석과 해설을 통해, 생소하게 느껴질 수 있는 한의학의 태반요법의 모든 것을 쉽게 풀어서 설명했습니다. 평상시 건강에 지대한 관심을 가진 일반인에게는 가장 확실하고 실용적인 건강 정보를, 임상 현장에 있는 한의사들에게는 치료법을 확장할 수 있는 실제적인 도움을 줄 수 있을 것입니다. 수많은 독자와 의료 전문가에게 새로운 기준을 제시할 이 책을 강력히 권합니다.

- **이건호** 건양한의원 원장, 한의사

| 서문 |

저희 어머니는 1959년생이십니다. 스물넷에 저와 스물여섯에 동생을 출산하신 뒤로는 자식들을 위해 한없는 사랑과 정성으로 뒷바라지를 해오셨습니다. 살림도 하시고, 맞벌이로 일도 쉬지 않고 해오시며 늘 가족을 먼저 생각하셨습니다.

자식들이 모두 장성하여 독립하고, 손주들까지 보게 된 지금, 어느덧 어머니는 60대 후반의 연세가 되셨습니다. 하지만 나이가 들면서 여기저기 아픈 곳이 생기기 시작하셨고, 몇 해 전에는 무릎 연골이 파열되어 힘든 시간을 보내신 적도 있습니다. 그 시절 어머니의 고통스러워하는 모습을 가까이에서 지켜보며, 저는 부모님의 건강이 얼마나 소중한지를 새삼 깨닫게 되었습니다.

제가 한방병원에서 진료를 하다 보면, 60대 환자분들이 많이 찾아오십니다. 아픈 무릎을 붙잡고 오시는 분, 밤잠 설치는 불면증으로 고생하시는 분, 이유 없이 자주 피로하다는 분들을 뵐 때마다 제 어머니가 떠오릅니다. 그래서 더욱 정성을 다해 진료에 임하게 됩니다. 어머니가 조금 더 건강해지셨으면, 아프지 않으셨으면, 오래오래 저희 곁에 계셨으면 하는 마음은 아마 모든 자식들의 공통된 마음일 것입니다.

이 책은 그런 어머니들을 위해 쓰였습니다. 저희 어머니를 떠올리며, 그리고 세상의 모든 어머님들을 떠올리며 한 글자 한 글자 마음을 담았습니다. 이 책이 건강에 대해 관심을 갖는 계기가 되었으면 합니다. 병원을 찾아가기 전, 일상 속에서 미리 실천해볼 수 있는 작은 관리가 큰 변화를 만들어줄 수 있습니다.

사랑하는 우리 어머님들이 앞으로도 오래오래 건강하게, 웃으며 지내실 수 있기를 바랍니다. 이 책이 어머님들께 작은 길잡이가 되어, 100세를 넘어 120세까지 건강하게 살아가는 데 도움이 되기를 진심으로 바랍니다.

| 목차 |

004   추천사
008   서문

1장 | 신이 내린 묘약

016   최정상 국가대표선수의 체력유지 비밀은?
019   우리의 몸에는 특별한 의사가 있다?
023   왕과 귀족들의 비밀, 자하거의 유래는?
026   허준도 반해버린 '자하거의 신비로운 효능'
032   왕실의 입소문, 대신들도 극찬한 '왕들의 명약'
037   왕의 여자, 중전도 자하거를 복용했을까요?
040   빠른 회복과 재생이 가능한 이유는?
044   현대에도 여전히 빛을 발하는 태반 요법의 종류

2장 | 갱년기와 태반 요법

052   지피지기면 백전백승, 제2의 사춘기
057   한의학에서는 갱년기를 어떻게 바라볼까요?
062   자하거는 갱년기 여성에게 어떤 작용을 하나요?
066   갱년기는 여성만의 이야기일까요?
072   갱년기의 한의학 치료
083   갱년기 태반 치료 사례

3장 | 야간뇨, 요실금과 태반 요법

- 092 야간뇨는 왜 발생할까요?
- 097 요실금이란 무엇인가요?
- 100 당뇨와 스트레스도 소변 문제를 일으키나요?
- 103 출산 후에 요실금이 생기기도 하나요?
- 106 야간뇨와 요실금, 생활습관으로 막을 수 있을까요?
- 110 야간뇨와 요실금의 한의학 치료
- 119 야간뇨와 요실금 태반 치료 사례
- 127 자하거는 차가운 체질과 뜨거운 체질 중 어떤 체질에 더 잘 맞을까요?

4장 | 허리디스크와 태반 요법

- 132 척추 질환은 무엇인가요?
- 137 허리디스크의 원인은 무엇인가요?
- 146 허리디스크, 수술이 필요할까요?
- 153 허리디스크의 증상과 단계는 어떻게 될까요?
- 157 허리디스크가 있을 때 좋은 운동과 나쁜 운동
- 157 허리디스크의 한의학 치료
- 174 허리디스크 태반 치료 사례

5장 | 척추관 협착증과 태반 요법

- 182　척추관 협착증은 왜 생기는 걸까요?
- 185　척추관 협착증은 어떤 증상이 나타날까요?
- 187　골다공증이 있으면 척추관 협착증이 생길 수 있나요?
- 190　척추관 협착증, 수술을 받아야 할까요?
- 193　척추관 협착증의 한의학 치료
- 201　척추관 협착증의 태반 치료 사례
- 208　봉약침과 자하거 약침은 어떻게 다른가요?

6장 | 목 질환과 태반 요법

- 212　목의 구조와 기능은 어떻게 될까요?
- 214　일자목의 원인은 무엇인가요?
- 220　일자목과 거북목, 왜 위험할까요?
- 222　일자목과 목디스크 어떻게 예방해야 할까요?
- 226　목디스크의 한의학 치료
- 234　목디스크의 태반 치료 사례

7장 | 어깨 질환과 태반 요법

- 244　팔 들기도 힘든 어깨, 오십견인가요?
- 246　오십견의 증상은 무엇인가요?
- 249　오십견의 원인이 무엇인가요?
- 251　오십견과 어깨 질환들은 연관성이 있나요?
- 260　어깨 수술을 받았는데 재활 치료 꼭 필요한가요?
- 263　오십견과 회전근개 증후군의 한의학 치료
- 272　오십견과 회전근개 증후군의 태반 치료 사례

8장 | 팔꿈치 질환과 태반 요법

280 팔꿈치 통증, 혹시 테니스엘보우나 골프엘보우일까요?
282 테니스엘보우와 골프엘보우, 다른 질환과 어떻게 다를까요?
285 테니스엘보우와 골프엘보우 같은 팔꿈치 질환의 한의학 치료
292 테니스엘보우와 골프엘보우의 태반 치료 사례

9장 | 무릎관절 질환과 태반 요법

300 무릎 질환 어떻게 치료해왔을까요?
302 무릎관절의 구조와 역할
306 무릎관절 질환의 주요 증상은 무엇인가요?
309 점점 증가하는 무릎 질환, 왜 생기는 걸까요?
312 대표적인 무릎관절 질환에는 무엇이 있을까요?
318 무릎관절염에도 단계가 있나요?
320 무릎관절 질환의 한의학 치료
332 무릎관절 질환의 태반 치료 사례

336 에필로그
340 태반을 활용하여 치료 가능한 질환들
342 참고 문헌

| 1장 |

신이 내린 묘약

1

최정상 국가대표선수의
체력 유지 비밀은?

현대를 살아가는 우리는 마치 멈추지 않는 톱니바퀴처럼 쉼 없이 돌아가고 있습니다. 빠른 속도와 즉각적인 결과를 추구하는 사회에서 가장 중요한 우리의 건강은 아쉽게도 뒷전으로 밀려나게 되었습니다.

바쁜 일상 속에 시간은 늘 부족합니다. 그러면서 몸이 보내는 '통증'이라는 경고 신호를 무시하거나 잠시 묻어두고 넘어가기 일쑤입니다. 그러다 보니 진통제, 마취제, 스테로이드와 같은 일시적인 해결책에 의존하며 통증을 숨기고 있습니다. 이러한 방식은 마치 껍질만 반짝이는 사과를 떠올리게 합니다. 겉모습이 멀쩡하다고 해서 속까지 건강한 것은 아닙니다. 속이 썩어가고 있는데도, 반짝이는 겉만 보고 괜찮다고 착각하는 꼴이 될 수 있습니다. 이런 방식으로는 통증의 근본 원인을 해결하지 못하고, 시간이 지나면서 더 큰 질병이라는 문제로 마주하게 됩니다.

이러한 질병의 근본적인 치유의 열쇠는 바로 우리 몸이 원래 태어나기 전부터 있던 곳, 즉 어머니로부터 받은 귀중한 영양 물질이 가득한 곳인 '태반'에 있습니다. 태반은 우리 모두가 생명의 시작부터 경험한, 가장 순수하고 강력한 영양의 원천입니다.

대한민국 농구 국가대표였던 서장훈 선수가 방송에서 "선수 시절 체력을 유지하기 위해 온갖 방법을 쓰다가 결국 1년에 50번씩 태반 주사를 맞았다."라고 고백했을 만큼 태반은 강력한 생명력을 지니고 있습니다. 한의학에서는 태반을 '자하거'라고 하여, 약침과 한약재 등으로도 많이 활용하고 있습니다.

태반은 우리 몸에 필요한 다양한 영양소와 성장인자들을 풍부하게 함유하고 있어, 세포의 재생과 활성화를 촉진하고 면역력을 높이는 데 탁월한 효과를 보입니다. 이는 단순히 증상을 가리는 것이 아닌, 우리 몸 전체의 균형을 회복하고 본연의 치유력을 되살리는 자연스러운 방법입니다.

태반 요법은 단순한 증상 완화를 넘어, 우리 몸의 자연적인 회복 능력을 극대화하여 전반적인 건강 증진을 도모합니다. 지금, 우리의 몸이 진정으로 필요로 하는 근본적인 치유의 여정을 시작해 보려고 합니다. 태반 요법으로 더 건강하고 활기찬 삶을 되찾으시길 기원하면서 글을 시작하겠습니다.

― 2 ―

우리의 몸에는 특별한 의사가 있다?

한의학의 역사는 수천 년 전, 인류의 지혜가 담긴 위대한 의서들로부터 시작되었습니다. 인체의 오묘한 원리를 탐구한 『황제내경黃帝內經』, 질병의 변화와 치료법을 체계화한 『상한론傷寒論』, 그리고 자연의 약재를 기록한 『신농본초경神農本草經』은 시대를 뛰어넘어 현재까지도 한의학의 굳건한 뿌리가 되고 있습니다. 약 400여 년 전, 이 모든 지식을 집대성하여 편찬된 『동의보감東醫寶鑑』은 인체의 경혈부터 수많은 약재에 이르기까지, 방대한 의학 정보를 체계적으로 정리한 우리 민족의 위대한 의학 유산입니다.

한의과대학 시절, 두꺼운 본초학 교과서와 동의보감을 밤새워 탐독

하던 순간들이 아직도 생생합니다. 본초학本草學은 약초에 대해 배우는 학문으로, 책장을 넘길 때마다 온갖 풀과 나무의 뿌리, 잎, 줄기, 껍질, 그리고 열매들이 빼곡히 그 효능과 쓰임을 드러냈습니다. 그것은 마치 자연이라는 거대한 백과사전을 마주하는 경이로운 경험이었습니다. 그러던 중, 저의 시선을 사로잡은 아주 특별한 약재가 하나 있었습니다. 바로 '자하거紫河車'였습니다.

식물도, 동물도 아닌, 인간의 몸에서 나온 물질이 약재로 사용된다는 사실은 처음에는 그저 신기하게만 다가왔습니다. 하지만 '자하거'라는 이름의 의미를 깊이 생각해보면서, 그 안에 담긴 생명의 깊이와 철학에 감탄하지 않을 수 없었습니다.

자하거는 '자줏빛 강紫河을 건너온 수레車'라는 뜻을 품고 있습니다. 여기서 자줏빛 강은 태아에게 생명력을 공급하는 탯줄과 혈관을, 수레는 영양과 에너지를 실어 나르는 태반을 시적으로 표현한 것입니다. 이 얼마나 아름답고 심오한 표현입니까? 자하거는 단순히 태반을 지칭하는 의학 용어를 넘어, 생명의 근원적 에너지를 실어 나르는 신비로운 운송 수단이라는 의미를 담고 있는 것입니다.

한의학에서 자하거는 우리 몸의 근본적인 에너지를 보충하는 최고의 약으로 평가받습니다. 인체의 생명 활동을 주관하는 세 가지 핵심 요소인 기氣, 혈血, 정精을 모두 강력하게 보충해주는 효능이 있기 때문입니다.

기氣는 우리 몸을 움직이고 방어하는 눈에 보이지 않는 에너지를 의미합니다.

혈血은 온몸에 영양을 공급하는 혈액과 같은 물질적 기초를 말합니다.

정精은 생명의 근원이 되는 가장 본질적인 정수로, 선천적으로 부모에게 물려받고 후천적으로 음식을 통해 채워집니다.

자하거는 이 세 가지를 모두 채워주는, 즉 보기補氣, 보혈補血, 보정補精의 효능이 매우 뛰어난 약재입니다. 이러한 한의학적 효능은 현대 과학의 언어로도 충분히 설명될 수 있습니다. 태반에는 태아의 성장을 위해 필요한 모든 영양소가 응축되어 있습니다. 각종 성장인자, 아미노산, 비타민, 미네랄, 면역 물질 등이 풍부하게 함유되어 있어, 우리 몸의 세포 성장과 재생을 촉진하고 면역 체계를 조절하며 노화 과정을 늦추는 데 직접적으로 기여합니다.

임상에서 자하거를 약침이나 한약의 형태로 실제 치료에 적용하면서, 저는 그 놀라운 효과를 수없이 목격했습니다. 특히 기존의 치료법으로는 한계에 부딪혔던 난치성 질환, 만성 피로 증후군, 자가면역 질환, 극심한 갱년기 증후군 등에서 자하거는 치료의 돌파구를 마련해주었습니다. 환자분들께서는 "다른 병원에서도 낫지 않던 증상이 사라져 신기합니다.", "치료를 받으며 몸이 회복되는 것이 느껴져 즐겁습니다."와 같은 긍정적인 반응을 보여주셨습니다.

자연의 풀뿌리 하나, 나무껍질 한 조각에도 생명을 살리는 치유의 힘이 숨어 있습니다. 하지만 자하거는 그 모든 것을 뛰어넘는 특별함을 지니고 있습니다. 그것은 한 생명을 온전히 키워내기 위한 어머니의 모든 에너지와 정보가 응축된 생명의 결정체이기 때문입니다. 자하거에는 우리 아이가 아프지 않고 건강하게 자라기를 바라는 지극한 사랑의 마음까지 담겨 있습니다.

이제 자하거가 지닌 놀라운 생명력과 치유의 비밀을 하나씩 살펴보려 합니다.

3
왕과 귀족들의 비밀, 자하거의 유래는?

자하거의 글자의 의미를 알고 보면 더 재밌으실 겁니다. 자하거는 한자로 자줏빛 자紫, 물 하河, 수레 거車입니다.

紫, 왜 '자줏빛 자紫'를 썼을까요?

자紫는 북두칠성 별자리의 하나인 '자미성'에서 유래한 글자이며, 황제를 상징하는 자주색입니다. 중국 북경에 있는 자금성의 자 자와도 같은 글자입니다. 옛날에는 자주색 염료가 굉장히 귀하고 고가였기 때문에 아무나 쓸 수 없었다고 합니다. 왕이나 귀족들만 자주색 염료로 염색한 옷을 입을 수 있었습니다. 그러다 보니 이 자주색은 신성함과 귀중함을 상징하는 색이 되었다고 합니다.

河, 물河은 왜 생명을 상징할까요?

생명이 잘 자라기 위해서는 반드시 물이 필요합니다. 사람의 몸도 대부분이 수분으로 이루어져 있습니다. 큰 문명이 모두 강 주변에서 탄생했다는 사실은 물이 곧 생명력이라는 것을 다시금 일깨워줍니다. 고여 있는 물보다 흐르는 물에 더 큰 생명력이 있습니다. 흐르는 물은 생명을 키우고, 태반 역시 그 안에 흐르는 물을 통해 새로운 생명을 자라게 합니다. 태반은 생명을 잉태하고 있는 그 자체로 생명력을 뜻합니다.

車, 수레車는 무엇을 옮기나요?

일반적으로 사람의 힘으로 움직이는 것을 '거', 동물이나 기계 등 다른 힘으로 움직이는 것을 '차'라고 읽습니다. 요즘에는 이동수단으로 기차, 승용차를 많이 사용하지만, 옛날에는 이동수단으로 수레가 보편적이었습니다. 이 수레는 어머니로부터 태아에게 생명을 옮기고, 영양을 전달하는 역할을 상징합니다. 즉, 태반이라는 수레는 아이가 어머니의 자궁 속에서 건강히 자랄 수 있도록 영양과 기운을 싣고 달리는 운반자입니다.

자하거, 왜 생명을 잇는 이름일까요?

이 세 글자, '자紫', '하河', '거車'는 각각 고귀함, 생명력, 이동과 전달을 의미합니다. 이를 종합하면 '자하거'는 "어머니의 고귀한 생명력이 수레를 타고 흐르는 강물처럼 태아에게 전달되는 것"을 상징한다고 볼 수 있습니다. 단순한 태반이라는 개념을 넘어, 자하거는 어머니가 아이를 향해 전하는 사랑과 생명의 결정체입니다.

— | 4 | —

허준도 반해버린
'자하거의 신비로운 효능'

조선 중기의 의관이자 위대한 의학자인 허준(許浚, 1539~1615)은 오늘날에도 깊이 존경받는 인물입니다. 조선 시대에는 지금처럼 한의사, 의사, 치과의사와 같은 구분이 없었고, 마을 의원이 환자들의 다양한 질환을 두루 살폈습니다. 허준 역시 사람들을 과 구분 없이 돌보며 의술을 펼쳤습니다.

허준은 1539년 경기도 양천현(현재의 서울 강서구)에서 태어났습니다. 그의 집안은 명망 있는 가문이었으며, 할아버지는 경상우수사, 아버지는 용천부사를 지냈습니다.

1575년, 그는 선조의 어의로 발탁되어 왕을 진료하였고, 1590년에는 광해군의 두창을 치료하여 공을 세웠습니다. 이 공로로 1591년에는 당상관(정3품 이상의 관리)까지 오르게 되었습니다. 1592년 임진왜란이 발발하자, 허준은 위험한 상황 속에서도 선조를 따라 의주까지 동행하며 임금의 건강을 지켰습니다.

허준의 가장 큰 업적은 단연 『동의보감』입니다. 선조의 명을 받아 1596년 집필을 시작하여 무려 17년간의 노력 끝에 1613년에 완성하였습니다. 『동의보감』은 당시 동아시아에서 전해 내려오던 다양한 의학 지식들을 집대성하여 질병의 원인, 증상, 치료법을 체계적으로 정리한 책입니다. 동시에 서민들도 쉽게 이해할 수 있도록 풀어 써서 학자와 백성 모두에게 실질적인 도움을 주었습니다.

『동의보감』은 2009년 유네스코 세계기록유산으로 등재되며 그 가치를 세계적으로 인정받았습니다. 지금까지도 한의과대학 교과서와 임상 현장에서 중요한 지침서로 쓰이고 있으며, 수많은 한의사들이 허준의 정신을 이어받아 환자를 돌보고 있습니다.

특히 『동의보감』에는 자하거(태반)에 관한 내용이 내경편, 잡병편, 탕액편에 두루 기록되어 있습니다. 『동의보감』 속 자하거가 어떻게 다루어 졌는지를 살펴보겠습니다.

[자하거]

곧 사람의 태반이다. 주로 전광(정신질환, 히스테리, 조울증 등을 말함), 건망증, 두근거림, 의욕 저하, 정신이 흐릿한 것, 놀라고 무서워하는 것, 정신이 없고 헛소리를 많이 하는 것을 치료한다. 심장을 편안하게 하고, 혈을 기르고, 정신을 안정시키는 효과가 크다. 푹 쪄서 익혀 환약으로 만들어 복용한다. 혹은 푹 쪄서 익힌 뒤 단독으로 복용해도 좋다.

- 『동의보감』 내경편 인부

[혼원단]

허로(허약하고 피로한 것)로 몸이 몹시 여위고, 가래가 나오고, 기침하는 것과, 귀주병을 치료한다. 일명 자하거단이라고도 한다.

- 『동의보감』 잡병편 허로

[부인포의(산후 태반)]

기혈이 부족하여 몹시 여윈 것과 허약하고 과로로 인한 손상, 얼굴에 기미가 나고, 피부가 어두워지는 것, 배 속의 여러 가지 병으로 점점 살이 빠지는 것을 치료한다. (본초)

하거란 천지의 시초이고, 음양의 조상이며, 하늘과 땅의 풀무이고, 신선이 되는 테두리다. 태아가 생기려 할 때에는 99의 수가 채워지고 태아가 그것을 이고 생겨난다. 그러므로 하거라고 하였다. (득효) 이 약은 혈약에 더 넣으면 음이 불어나고 열이 내린다. 기약에 더 넣으면 양기가 세져서 아이를 낳게 한다. 풍약에 더 넣으면 풍증을 치료한다. 심약에 더 넣으면 전광과 정신을 잃는 증상 등을 치료한다. 아무리 병이 위급하더라도 한번 복용하면 하루 이틀은 더 살 수 있다. 대체로 태는 남자의 정과 여자의 혈이 교합하여 이뤄진 것이기에 광물성약과 식물성약에 비교할 바가 아니다. 자는 북쪽의 색이고, 하는 북쪽의 흐르는 물의 이름이며, 거는 배태의 99의 수가 채워져 타고 있는 것을 말한다. (입문)

-『동의보감』탕액편 인부

> **여기서 잠깐!**

『동의보감』은 내경편, 외형편, 잡병편, 탕액편, 침구편 총 5편 25권으로 구성되어 있습니다.

내경편內景篇은 인체 내부와 관련된 내용으로 다음 4권으로 되어 있습니다.

1권 신형身形, 정精, 기氣, 신神
2권 혈血, 몽夢, 성음聲音, 언어言語, 진액津液, 담음痰飮
3권 오장육부五臟六腑
4권 소변小便, 대변大便

외형편外形篇은 인체 외부와 관련된 내용으로 다음 4권으로 되어 있습니다.

1권 두頭, 면面, 안眼
2권 이耳, 비鼻, 구설口舌, 치아齒牙, 인후咽喉, 경항頸項
3권 배背, 흉胸, 유乳, 복腹, 제臍, 요腰, 협늑, 피皮, 육肉, 맥脈, 근筋, 골骨
4권 수手, 족足, 모발毛髮, 전음前陰, 후음後陰

잡병편雜病篇은 다양한 질병에 대한 내용으로 다음 11권으로 되어 있습니다.

1권 천지운기天地運氣, 심병審病, 변증辨證, 진맥診脈, 용약用藥
2권 풍風, 한상寒上
3권 한하寒下, 서暑, 습濕, 조燥, 화火
4권 내상內傷, 허로虛勞
5권 곽란霍亂, 구토嘔吐, 해수咳嗽
6권 적취積聚, 부종浮腫, 창만脹滿, 소갈消渴, 황달黃疸

7권 학질瘧疾, 온역瘟疫, 사수邪祟, 옹저상癰疽上

8권 옹저하癰疽下, 제창諸瘡

9권 제상諸傷, 해독解毒, 구급救急, 괴질怪疾, 잡방雜方

10권 부인婦人

11권 소아小兒

탕액편湯液篇은 약재, 탕약과 관련된 내용으로 다음 3권으로 되어 있습니다.

1권 탕액서례湯液序例, 수부水部, 토부土部, 곡부穀部, 인부人部, 금부禽部, 수부獸部

2권 어부魚部, 충부蟲部, 과부果部, 채부菜部, 초부상草部上

3권 초부하草部下, 목부木部, 옥부玉部, 석부石部, 금부金部

침구편鍼灸篇은 경혈에 대한 침과 뜸 치료에 관련된 내용으로 총 1권으로 되어 있습니다.

| 5 |
왕실의 입소문, 대신들도 극찬한 '왕들의 명약'

조선 시대 왕실의 건강은 곧 국력과 직결되는 중요한 문제였습니다. 따라서 왕의 건강을 책임지는 어의들은 물론, 신하들까지 왕의 병환에 촉각을 곤두세울 수밖에 없었습니다. 이런 상황에서 자하거(태반)는 왕들의 질병 치료와 건강 유지에 있어 중요한 역할을 했던 것으로 보입니다. 『조선왕조실록』과 『승정원일기』에는 자하거가 실제 왕실에서 사용되었던 흥미로운 기록들이 남아있습니다.

"내가 여러 달 병을 앓다가 이제야 거의 회복이 되었다. 약방 제조와 의원들에게 상을 주지 않을 수 없다. 좌의정 장순손張順孫에게는 숙마熟馬 1필匹을 내리고 예조 판서 김안로金安老, 전 도승지 정옥형ㄱ

玉亨, 상산 도정常山都正 이말손李末孫에게는 가자加資하고, 의원 하종해河宗海는 준직準職을 가자하고, 동지 박세거朴世擧와 홍침洪沈은 가자와 함께 각기 쌀과 콩 6석石씩 내리고, 김상곤金尙坤은 가자와 함께 아마兒馬 1필을 내리고, 김수량金守良·노한명盧漢明과 장무 관원掌務官員은 각기 아마 1필씩을 내리고, 의녀醫女 대장금大長今과 계금戒今에게는 쌀과 콩을 각각 15석씩, 관목면官木綿과 정포正布를 각기 10필씩 내리고, 탕약 사령 등에게는 각기 차등 있게 상을 내리라."

…(중략)….

약방 제조 장순손張順孫과 김안로金安老 등이 아뢰기를, "편찮으실 때, 자하거紫河車라는 약이 가장 신통하고 영험스러운데 방문方文에 의하면, 사람에게 복용시킬 때 먹는 사람이 무슨 약인지 알지 못하게 해야 더욱 효험이 있다고 하였으므로, 그 당시 상께서 아뢰지 않았었습니다만, 동궁東宮에는 방문을 갖추어 아뢰었습니다. 이제는 아뢰지 않을 수 없으므로 감히 아룁니다."

- 『조선왕조실록』 중종실록73권 중종 28년 2월 11일

중종, 대장금과 함께 자하거의 효험을 경험하다

조선 중종 28년(1533년) 2월 11일 자 『조선왕조실록』 기록은 자하거의 효험을 생생하게 보여줍니다. 중종은 여러 달 동안 종기로 고생하다가 회복되자, 약방 제조와 의원들에게 상을 내렸습니다. 특히 드라마로도 유명한 의녀 대장금에게도 상이 주어졌는데, 이는 당시 중종이 대장금의 의학 실력을 크게 신뢰했음을 알 수 있는 대목입니다. 상을 내린 후 약방 제조 장순손과 김안로는 뒤늦게 중종에게 "편찮으실 때, 자하거라는 약이 가장 신통하고 영험스러웠다."라고 아뢰었습니다. 다만, 복용하는 사람이 무슨 약인지 모르게 해야 더욱 효험이 있다는 이유로 당시에는 왕께 직접 아뢰지 못했지만, 동궁(세자)에게는 보고했다고 덧붙였습니다. 이 기록은 자하거가 왕의 중병 치료에 결정적인 역할을 했으며, 그 효능이 매우 뛰어났음을 시사합니다.

다른 기록도 함께 찾아보겠습니다.

상이 이르기를, "평소 약 복용에 무심하기 때문에 먹다 말다 하고 싶지 않은데도 매번 절로 잊어버리게 된다. 이번에는 그러지 않으려고 한다." 하자,

윤순이 아뢰기를, "환약은 마땅한 약제를 얻기가 어렵지, 얻기만 하면 어찌 효험이 없겠습니까. 대신大臣이 경험한 것을 보면 이를 알 수 있습니다. 몇 년 전에 병세가 자못 심하여 자하거를 복용하고 한꺼번에 이 환약 1부部를 복용한 적이 있습니다." 하였다.

상이 조문명에게 이르기를, "차도가 있었는가?" 하니, 조문명이 아뢰기를, "몇 년 전 병세로 보면 지금까지 산다는 것이 참으로 쉽지 않은 일이었습니다. 그 효과가 지금까지 남아 있으며 전에 비해 나아진 점이 많이 있습니다." 하자, 상이 이르기를, "일찍이 들으니 자하거가 정말 좋다고 하였다." 하니, 윤순이 아뢰기를, "의관들이 자하거를 드시라고 감히 청하지는 못하는데 도움이 된다는 말은 늘 하였습니다."

- 『조선왕조실록』 영조실록 영조 6년 9월 20일

영조, 신하의 경험담으로 자하거의 명성을 확인하다

조선 영조 6년(1730년) 9월 20일 자 『조선왕조실록』에는 건강에 관심이 많았던 영조와 자하거에 대한 대화가 기록되어 있습니다. 영조는 어렸을 때부터 몸이 약한 편이었고 잔병치레도 많이 했다고 알려져 있습니다. 추위를 탔기에 인삼과 같이 몸을 따뜻하게 하는 약을 많이 사용한 것으로 기록되어 있습니다. 평소 약 복용을 자주 잊는다고 걱정하는 영조에게 신하 윤순이 흥미로운 이야기를 꺼냅니다.

윤순은 좌의정 조문명이 몇 년 전 병세가 심각했을 때 자하거를 복용하고 큰 효과를 보아 지금까지 살아있을 수 있었다고 전했습니다. 이에 영조는 "일찍이 들으니 자하거가 정말 좋다고 하였다."라며 그 효능에 공감했고, 윤순은 의관들이 왕에게 직접 권하지는 못했지만 늘 효험이 있다고 말해왔다고 답변했습니다. 이 기록은 자하거가 단순한 민간요법이 아니라, 조선 왕실의 최고위층에서도 그 효능을 인정받고 활용되었던 '명약'이었음을 분명히 보여줍니다.

이처럼 『동의보감』의 기록을 넘어 『조선왕조실록』에까지 등장하는 자하거는 왕들의 건강을 지키는 데 실질적인 도움을 주었던 것으로 판단됩니다.

왕의 여자, 중전도 자하거를 복용했을까요?

조선 왕실에서 자하거는 왕뿐만 아니라 중전의 건강 회복을 위해서도 중요한 약재로 활용되었습니다. 『승정원일기』에는 중전인 장렬왕후 조씨莊烈王后 趙氏가 건강 회복을 위해 자하거를 수차례 복용한 기록이 상세히 남아있습니다. 이는 자하거가 왕실 전체에서 그 효능을 인정받았던 명약이었음을 분명히 보여줍니다.

"전일 중전의 증후와 관련하여 자하거환紫河車丸 두서너 제를 지어 올리겠다고 이미 입계하였습니다. 오늘 의원들과 상의하였더니, 모두 말하기를, '이 약이 중전의 증후에 가장 적합하니, 계속 지어 올리면 반드시 효험을 볼 것입니다.'라고 하였으니, 계속해서 지어 올리겠습니다. 감히 아룁니다."

-『승정원일기』 인조 24년 2월 21일

"어의 등과 상세하게 상의하였더니, 모두 말하기를, '중전의 저번 증세가 밤낮으로 연이어 나타나므로 탕약을 드시는 것을 다음 달까지 기다릴 수가 없습니다. 회춘이진탕回春二陳湯을 즉시 지어 올리고, 자하거환을 다시 드시는 것이 의당합니다.'라고 하였습니다. 이대로 지어 올리겠습니다. 감히 아룁니다."

-『승정원일기』 인조 26년 7월 26일

"오늘 신들이 경덕궁에 가서 문안하였는데, 기후는 여전하였습니다. 탕약 외에 자하거환을 전에 30제만 복용하기로 정했었는데 오늘 아침에 30제를 다 들여보냈습니다. 신들이 어의들과 상의하니, 일단 이후의 증세가 어떠한지를 살펴본 다음 다시 의논하는 것이 마땅하다고 하였습니다. 감히 아룁니다."

-『승정원일기』 인조 24년 9월 29일

이처럼 『승정원일기』에는 자하거 복용에 관한 구체적인 기록들이 남겨져 있습니다. 중전이 자하거환 30제라는 상당한 양을 복용했음을 알 수 있습니다. 이러한 왕실의 기록들은 중전의 질병 치료와 건강 관리에 자하거가 빈번하고 중요하게 사용되었음을 증명합니다. 이는 자하거가 단순히 민간에서 전해 내려오는 약재가 아니라, 조선 왕실의 최고 의료 기관인 내의원에서 그 효능을 검증하고 신뢰했던 '공식적인 명약'이었음을 보여주는 강력한 증거입니다.

| 7 |
빠른 회복과 재생이
가능한 이유는?

태아는 엄마 뱃속에서 약 10개월(40주) 동안 놀라운 성장을 이룹니다. 현미경으로만 볼 수 있을 만큼 작은 하나의 세포에서 시작된 생명이 시간이 흐르며 완전한 생명체로 탄생하게 됩니다. 태아의 시작은 단 하나의 수정란입니다. 직경 약 0.1mm에 불과한 이 작은 존재는 끊임없이 세포 분열을 하며 빠르게 몸을 만들어 갑니다. 그리고 약 280일 후, 평균적으로 키 50cm, 몸무게 3~3.5kg에 달하는 아기로 태어납니다. 수치로 보면 이 변화는 더더욱 놀랍습니다. 크기는 약 5,000배, 무게는 무려 30억 배 이상 증가하게 되는 것입니다. 생명이 얼마나 강인하고 신비로운 존재인지를 실감하게 됩니다. 그런데 이런 놀라운 성장을 가능하게 해주는 기관이 바로 '태반'입니다.

태반이라고 하면 보통은 '엄마와 아기를 연결해주는 것' 정도로 생각하기 쉽습니다. 사실 태반은 단순한 연결선이 아닙니다. 태반은 임신 초기부터 형성되어 아기가 태어날 때까지, 그 작은 몸이 자라나는 데 필요한 거의 모든 것을 책임집니다. 엄마가 섭취한 음식에서 흡수된 영양소와 산소는 태반을 거쳐 태아에게 전달되고, 반대로 아기 몸에서 나온 이산화탄소와 노폐물은 다시 엄마의 몸으로 돌아가 배출하게 됩니다.

태반은 태아의 건강한 성장과 발달에 꼭 필요한 다양한 성분으로 구성되어 있습니다. 단백질과 아미노산이 풍부하게 들어 있고, 특히 IGF-1, EGF, PDGF, FGF-2, VEGF, TGF-β와 같은 성장인자들이 들어있어 세포 분열과 조직 재생을 활발하게 만들어줍니다. 또한 DHA와 같은 오메가3 지방산이 포함되어 있어 태아의 뇌와 신경이 건강하게 발달할 수 있도록 도와줍니다. 여기에 철분, 칼슘, 엽산, 아연, 비타민 A, B군, D, E 등 다양한 영양소가 들어있어 태아의 혈액, 손발톱, 뼈와 치아, 면역 체계 형성에도 중요한 도움을 줍니다.

태반은 HCG, 에스트로젠, 프로게스테론 같은 호르몬을 스스로 만들어냅니다. 이 호르몬들은 임신을 안정적으로 유지하여 태아가 잘 자라날 수 있도록 도와줍니다. 또한 임신 후반기에 이르면, 어머니의 항체 일부가 태반을 통해 태아에게 전달되면서 아기는 태어난 직후부터 외부 세균에 대한 기본적인 면역력을 갖추게 됩니다.

태반의 이와 같은 성분은 태아뿐만 아니라 중년 이후의 건강을 관리하는 데에도 폭넓은 효능이 있습니다.

태반의 생리활성 물질들은 우리 몸의 면역 기능을 조절하고 강화하는 데 도움을 줍니다. 특히 염증을 완화하고 면역세포의 활동을 촉진하여 잦은 감기나 만성 피로에 시달리는 사람들에게 효과가 있습니다.

태반 속 성장인자들은 손상된 조직을 빠르게 회복시키는 데에도 효과적입니다. 피부나 근육, 관절의 재생을 돕고, 혈액순환을 촉진해 산소와 영양분이 손상 부위에 더 잘 도달하게 하여 치유 과정을 빠르게 해줍니다.

태반은 항염, 항균 작용을 해 관절염이나 피부염처럼 염증성 질환의 통증과 부기를 치유하는 데 탁월한 효과가 있습니다. 또한 태반에는 SOD라는 강력한 항산화 효소가 들어 있어, 노화의 주범인 활성산소를 제거하고 세포 손상을 줄여줍니다. 이로 인해 노화 속도를 늦추고, 특히 갱년기 이후 급격하게 늘어나는 산화 스트레스에 대항하는 데 대반이 큰 역할을 할 수 있습니다. 멜라닌 생성을 억제하여 피부 톤을 밝게 해주고, FGF와 같은 성장인자들이 콜라겐과 엘라스틴 생성을 도와 피부의 탄력과 윤기를 유지하게 하여 기미, 잡티, 잔주름 개선과 같은 피부 건강에도 좋은 효과가 있습니다.

이처럼 태반은 생명 유지의 중심에서 시작해 재생과 회복, 면역과 미용까지 다양한 영역에서 건강을 지켜주는 소중한 자원입니다. 특히 신체적 변화가 본격적으로 시작되는 중년 이후에는 태반의 효과에 더욱 관심을 가져볼 필요가 있습니다. 다만, 체질과 건강 상태에 따라 반응이 다를 수 있기 때문에 태반 관련 제품이나 치료를 고려한다면 반드시 전문가와 상담하는 것이 좋습니다. 한의사와 충분히 상의한 후 자신에게 맞는 방식으로 활용하면, 보다 건강하고 활력 있는 중년 이후의 삶을 준비할 수 있을 것입니다.

── | 8 | ──

현대에도 여전히 빛을 발하는 태반 요법의 종류

태반을 활용한 주사 치료제로는 자하거 약침, 라이넥, 메르스몬 등이 있습니다. 이들은 제조 방법과 허가사항, 사용 목적 등에 차이가 있습니다.

자하거 약침은 한의사에 의해 국내에서 개발된 태반 정제 약침입니다. 태반에 함유된 다양한 생리활성 성분, 성장인자, 면역 조절 물질, 비타민, 미네랄 등이 포함되어 있습니다. 이러한 성분들은 면역 조절 효과를 통해 만성 염증성 질환이나 면역 저하 상태를 개선하는 데 도움을 줍니다. 세포 재생을 촉진해 상처 치유나 조직 회복에도 기여합니다. 피부 재생과 염증 완화에도 작용해서 피부 트러블을 완화해줍니다. 자하거 약침은 근골격계 통증이나 면역 질환, 만성 피로, 피부 질환 등 여러 증상에 활용됩니다.

라이넥은 일본에서 태반 추출물을 주원료로 개발된 주사제입니다. 일본에서는 간 질환 치료제로 승인받아 주로 간 건강 개선과 피로 회복, 그리고 피부 관리에 쓰이는 것으로 알려져 있습니다. 이 제품에는 펩타이드, 아미노산, 효소, 성장인자 등이 풍부하게 들어있습니다. 간세포 보호 및 해독 작용을 통해 간염이나 간경화 같은 간 질환 치료에 주로 쓰입니다. 면역력 향상에도 도움을 줘서 만성 피로나 체력 저하가 심한 경우에도 활용됩니다. 항산화 작용과 조직 재생으로 피부 미용 목적에도 활용됩니다.

메르스몬은 일본에서 태반 추출물로 만들어진 주사제로 여성 호르몬 균형을 조절하는 데 특화되어 갱년기 장애 치료를 주된 목적으로 쓰이고 있습니다. 항노화, 호르몬 균형 유지, 조직 재생과 같은 효능이 있습니다. 또한 면역 조절로 몸의 항상성을 유지하는 데도 효과가 있습니다. 갱년기 증상의 완화, 노화 방지, 불규칙한 생리 주기의 회복, 피부 미용과 전반적인 건강 회복을 위한 보조 치료제로도 쓰이고 있습니다.

치료의 핵심 자하거 약침(태반 주사) 요법

태반에는 우리 몸을 재생시키고 성장시키는 인자들이 풍부하게 들어 있고, 항산화, 항염증, 항균 작용을 하기 때문에 손상된 조직의 복구를 촉진하여 통증 치료를 비롯한 여러 질환에 활용됩니다. 태반의 통증 치료 효과는 과학적으로도 입증되고 있습니다. 연구에 따르면 태반 주사제는 소염제의 60~80%에 해당하는 항염 작용과 항산화 작용을 하며, 마약성 진통제의 일종인 모르핀의 50%에 해당하는 진통 효과도 있는 것으로 나타났습니다. 일반적인 소염제나 모르핀과 달리 태반 주사제는 위장 장애, 간 독성, 중독성, 의존성 같은 부작용이 거의 없다는 것도 큰 장점입니다. 장기적인 치료를 필요로 하는 만성 통증이나 염증 질환에도 안전하게 치료에 활용할 수 있습니다. 자하거 약침 요법의 핵심은 다음과 같은 5가지가 정말 중요합니다.

첫 번째로 손상 부위를 정확하게 진단하여 자하거 약침을 정확한 위치에 시술하는 것이 가장 중요합니다. 시술 전 xray검사, mri 검사, 초음파 검사, 촉진검사, 이하학적 검사, 근육검사를 시행하여 정확하게 안 좋은 부위, 문제가 가장 심한 부위를 진단하는 것이 치료에 앞서 정말 중요합니다.

두 번째로 정확한 혈자리와 정확한 깊이까지 올바르게 시술하는 것이 중요합니다. 통증 부위와 연결된 경락의 흐름을 고려하고, 증상에 가장 적합한 혈자리를 선택해야 합니다. 자하거 약침은 근육, 인대, 관절 등 조직의 깊이에 따라 효과가 달라지기 때문에, 같은 혈자리라도 시술 깊이가 정확하지 않으면 효과가 반감될 수 있습니다.

세 번째로 적절한 용량을 사용하는 것도 중요합니다. 너무 적게 쓰면 효과가 미미하고, 과도하게 쓰면 불편감이 생길 수 있습니다. 자하거 약침은 한 부위에 은 0.3~1cc 정도 시술하고 전체 용량은 3~5cc 정도 시술하는 것이 효과적입니다. 통증 부위가 넓거나 만성적인 염증이 오래된 경우에는 충분한 용량을 사용해야 세포 재생이 활발하게 일어날 수 있습니다. 임상 경험상 효과가 약하다는 사례는 대부분 용량 부족에서 비롯되는 경우가 많습니다.

네 번째로 충분한 치료 기간과 반복적인 시술을 통해 회복 과정을 거쳐야 한다는 점입니다. 자하거 약침 요법은 단순히 통증을 일시적으로 가리는 진통제나 마취제와는 다릅니다. 손상된 세포와 조직을 재생시키고 회복시키는 치료이기 때문에, 우리 몸이 충분히 회복할 시간이 요구되어, 일정한 치료 기간과 반복적인 시술이 필요합니다. 치료 횟수와 기간은 증상의 정도와 환자의 회복 속도에 따라 달라질 수 있기 때문에, 정확한 진단과 꾸준한 경과 관찰이 중요합니다.

다섯 번째로 체질과 몸 상태에 맞춰 병행 치료를 함께해야 합니다. 자하거 약침은 단독으로도 효과가 있지만 침, 추나, 한약, 생활습관 관리 등을 병행했을 때 훨씬 더 큰 효과를 기대할 수 있습니다. 특히 기혈이 허약하거나 염증이 많은 경우에는 한약을 복용하는 것이 회복에 도움이 되고, 자세와 구조가 틀어진 경우에는 추나치료를 함께하는 것이 근본적인 회복에 도움이 됩니다. 환자의 체질, 생활 패턴, 증상을 고려한 맞춤 치료가 중요합니다.

이러한 다섯 가지 원칙은 자하거 약침 요법의 치료 효과를 극대화하기 위한 기본 원칙입니다. 모든 치료는 사람마다 다르게 반응하므로 진단과 시술에 지극한 정성이 필요하다는 뜻이기도 합니다.

| 2장 |

갱년기와 태반 요법

── | 1 | ──

지피지기면 백전백승, 제2의 사춘기

하루에도 몇 번씩 얼굴이 붉어지고 땀이 흐르며, 잠이 깊이 들지 않아 새벽마다 뒤척이는 일이 반복된다면, 많은 여성들이 스스로 '이제 갱년기인가 보다.' 하고 느끼게 됩니다. 갱년기를 단순히 '생리가 멈추는 시기'라고 생각하기도 하지만 그보다 훨씬 더 복합적인 변화를 동반하는 시기입니다. 단지 나이에 따른 생리적 과정으로만 치부하기에는 삶의 질에 미치는 영향이 매우 큽니다.

방송인 김미화 씨는 한 인터뷰에서 갱년기 시기에 감정 기복이 심해져 가족과 자주 갈등을 겪었다고 솔직히 털어놓았고, 배우 김성령 씨는 갱년기를 준비하기 위해 식습관과 운동을 철저히 관리했다고 알려져 있습니다. 이처럼 유명인들도 갱년기를 피할 수는 없지만, 어떻게 받아들이고 관리하느냐에 따라 삶의 질은 크게 달라집니다.

세계보건기구WHO에서는 폐경 전후의 약 10년간을 포함해, 여성호르몬의 변화로 다양한 증상과 신체적, 정신적 변화를 경험하는 시기를 '갱년기'로 정의하고 있습니다. 일반적으로 여성의 생식기능이 저하되고 여성호르몬 분비가 급격히 줄어드는 40대 중반에서 50대 중반에 해당합니다.

국내 연구에 따르면, 갱년기 증상을 겪는 여성 중 70% 이상이 수면장애, 안면홍조, 불안감, 피로감 등을 경험하며, 그중 절반 이상은 일상생활에 지장을 줄 정도의 불편을 호소했습니다.

왜 누구는 괜찮고, 누구는 힘들까?

갱년기를 겪는 방식은 사람마다 매우 다릅니다. 어떤 분은 생리만 멈추고 별다른 증상이 없이 조용히 지나가고, 어떤 분은 감정 기복, 불면, 안면홍조 등으로 일상생활이 힘들어질 정도로 증상이 심각하게 나타납니다.

이러한 갱년기 증상이 나타나는 주요 원인은 난소 기능의 저하로 인한 에스트로겐 호르몬의 분비 감소입니다. 에스트로겐은 생리와 임신 외에도 심혈관계, 뇌 신경계, 골격계, 피부 및 점막, 감정 조절 등 다양한 생리 시스템에 영향을 미치기에 신체와 정신의 여러 부분에서 변화가 나타나게 되는 것입니다.

그런데 사람마다 나타나는 반응의 차이는 호르몬 감소에 대한 개별 신체의 반응력, 체질, 정신적 스트레스 수준, 그리고 생활습관 등에 따라 달라집니다. 내분비 반응과 자율신경계의 조절 능력 등의 차이가 증상의 강도에 영향을 미칩니다. 한의학적으로는 음허, 기허, 혈허, 신허 등의 체질적 불균형에 의해서 갱년기 증상이 달라지게 됩니다.

혈허증과 음허증을 동반한 체질은 갱년기 때 안면홍조나 식은땀 피로 등이 더 심하게 나타나고, 기가 허하거나 소화 기능이 약한 체질은 쉽게 무기력해지고 관절 통증이나 소화불량을 함께 겪게 됩니다.

신허증을 동반한 체질은 요통, 무릎 시큰거림, 이명, 건망, 소변 장애 등 노화와 관련된 전신 증상이 뚜렷하게 나타납니다.

이처럼 개인의 체질적 허약 상태에 따라 갱년기 증상이 각기 다르게 나타나기 때문에, 한의학에서는 체질을 정확히 파악하고 그에 맞춘 맞춤 치료가 매우 중요하다고 봅니다.

갱년기 증상, 언제 어떻게 시작될까?

가장 먼저 나타나는 변화는 생리 주기에서 시작됩니다. 생리 간격이 불규칙해지고 양이 줄어들거나 많아지는 등의 변화가 나타납니다. 이러한 변화가 지속되다 1년 이상 생리가 완전히 멈추면 '폐경'으로 진단합니다.

폐경 전후에는 다양한 신체적, 정서적 변화가 함께 나타납니다. 대표적인 증상 중 하나는 안면홍조와 식은땀입니다. 체온 조절 기능이 불안정해지면서 얼굴이 갑자기 화끈 달아오르거나 땀이 나는 증상이 나타납니다. 수면의 질도 함께 달라지게 됩니다. 멜라토닌 분비가 불안정해지면서 밤에 깊은 잠이 들기 어려워지고, 자주 깨거나 새벽에 일찍 눈이 떠지는 등 숙면을 취하는 데 어려움을 겪게 됩니다.

정서적인 변화도 자주 발생합니다. 여성호르몬인 에스트로겐이 감소하면서 세로토닌과 도파민 같은 감정 조절 호르몬에 영향을 끼쳐 우울하거나 불안해지고, 감정 기복이 심해지는 경우가 많습니다. 또한 에스트로겐 감소는 질 점막 감소와 혈류량을 줄여 질 건조증과 성욕 저하를 유발하여 성생활에 어려움을 느끼게 합니다.

에스트로겐은 뼈의 흡수를 억제하는 역할을 하는데, 에스트로겐의 감소는 뼈를 약화시켜 골다공증과 관절통을 유발하게 됩니다. 이 외에도 두근거림과 피로 등 다양한 증상이 동반될 수 있습니다.

| 2 |
한의학에서는 갱년기를 어떻게 바라볼까요?

현대의학에서는 갱년기를 여성호르몬의 급격한 감소로 인한 내분비 변화로 정의합니다. 그래서 부족한 에스트로겐을 보충해주는 호르몬 대체 요법이 대표적인 치료 방법으로 사용되고 있습니다. 하지만 일부 여성은 "수치상 문제가 없다."라는 말을 듣고도 여전히 땀이 흐르고 가슴이 답답하며, 감정 기복이 심해 일상이 힘들다고 말합니다.

상고천진론에서 본 여성의 변화, 그리고 갱년기

2천 년 전 한의학 서적인 『황제내경黃帝內經』의 소문素問 상고천진론上

古天眞論에서는 남녀의 생리적 변화 주기를 체계적으로 설명해 두었습니다. 여성의 생애를 7년 주기로 구분하여 성장과 노화, 생식력의 변화를 묘사하고 있습니다. 다음은 그 원문과 현대적인 해석입니다.

女子七歲, 腎氣盛, 齒更髮長.
여자아이는 7세가 되면, 신장의 기운이 왕성해지고, 영구치가 나며 머리카락이 자란다.

二七而天癸至, 任脈通, 太衝脈盛, 月事以時下, 故有子.
14세가 되면, 천계가 나타나고, 임맥이 통하고, 충맥이 왕성해져서 월경이 주기적으로 생기며, 임신이 가능해진다.

三七, 腎氣平均, 故眞牙生而長極.
21세가 되면, 신장의 기운이 균형을 이루고, 영구치가 완전히 나며 성장도 최고에 이른다.

四七, 筋骨堅, 髮長極, 身体盛壯,
28세가 되면, 근육과 뼈가 단단해지고, 머리카락도 가장 길어지며, 신체가 왕성해진다.

五七, 陽明脈衰, 面始焦, 髮始墮.
35세가 되면, 양명경맥(위장과 대장 관련된 경맥)이 쇠약해져서, 얼굴이 마르고, 머리카락이 빠지기 시작한다.

六七, 三陽脈衰於上, 面皆焦, 髮始白.
42세가 되면, 삼양경맥이 상체에서 약해지며, 얼굴이 더 마르고, 머리카락이 희어지기 시작한다.

七七, 任脈虛, 太衝脈衰少, 天癸竭, 地道不通, 故形壞而無子也.
49세가 되면, 임맥이 허약해지고, 충맥의 기운도 줄어들며, 천계가 고갈되어 자궁이 닫히므로, 신체는 쇠약해지고 아이를 가질 수 없게 된다.

이 구절에 따르면, 여성이 14세二七가 되면 초경이 시작되고 임신이 가능해지며, 21세三七에서 28세四七에 이르는 시기는 생식력과 체력이 가장 왕성합니다. 하지만 35세五七부터는 점차 기운이 약해지기 시작하고, 49세七七에는 임맥과 충맥의 기운이 줄어들고, 생식 에너지인 천계天癸가 고갈되어 임신이 어려워진다고 보았습니다.

이러한 변화는 한의학적으로 갱년기의 시작으로 해석됩니다. 여기서 말하는 '천계'는 현대의학적으로 해석하자면 여성호르몬에 해당하고, '신기腎氣'는 생식력과 생명력, '임맥'과 '충맥'은 여성의 생식과 월경, 임신과 관련된 경맥을 말합니다. 임맥과 충맥의 기운이 약해지고 천계가 사라지면 생리와 임신 능력이 없어진다는 것입니다.

오늘날 한의학에서도 이러한 상고천진론의 전통적인 원리에 따라 갱년기를 진단하고 치료합니다. 갱년기 여성은 신기腎氣의 소모로 인한 신허腎虛가 되면서, 진액과 혈이 부족해지는 음허陰虛와 혈허血虛, 기혈허氣血虛 상태로 진단됩니다. 이는 상고천진론에서 설명하는 생리적 쇠퇴의 흐름과도 같습니다.

왜 호르몬치료제가 아니라 태반 요법이 필요할까요?

호르몬 치료는 갱년기 증상 중에서도 특히 안면홍조, 불면, 우울감, 질 건조증, 관절통처럼 일상생활에 큰 불편을 주는 증상들을 비교적 빠르게 완화해주는 데 효과적인 방법입니다. 특히 갱년기 초기에 증상이 심하게 나타나는 분들께는 삶의 질을 회복하는 데 큰 도움이 될 수 있는 치료법입니다. 하지만 치료의 이면에는 꼭 짚고 넘어가야 할 부작용과 위험성이 존재합니다.

가장 잘 알려진 호르몬 치료제의 부작용 중 하나는 바로 유방암 위험의 증가입니다. 에스트로겐과 프로게스테론을 함께 복용하는 호르몬 치료를 5년 이상 장기간 시행한 여성들을 대상으로 한 연구에서는 유방암의 발생률이 유의미하게 높아졌다는 결과가 보고된 바 있습니다. 에스트로겐을 단독으로 복용하는 경우에도 자궁내막이 과도하게 증식되어 자궁내막암의 위험이 증가할 수 있다는 연구 결과도 있습니다. 그뿐만 아니라 에스트로겐은 혈액을 응고시키는 작용이 있어 혈전 질환의 위험성을 높여 심혈관 질환이나 뇌졸중의 위험을 높일 가능성이 있습니다. 특히 폐경 후 오랜 시간이 지난 뒤 호르몬 치료를 시작하는 경우에는 위험이 더 커질 수 있다는 연구 발표가 있어 주의가 필요합니다.

| 3 |
자하거는 갱년기 여성에게 어떤 작용을 하나요?

갱년기를 맞이한 여성의 몸에서는 다양한 변화가 한꺼번에 일어나기 시작합니다. 그중 가장 두드러지는 변화는 장부 기능의 약화와 여성호르몬, 특히 에스트로겐의 급격한 감소입니다. 이 두 가지 변화는 서로 깊은 영향을 주고받으며, 안면홍조나 불면증, 질 건조증, 감정 기복, 만성 피로 같은 갱년기 특유의 증상으로 이어지게 됩니다.

자하거에는 직접적인 여성호르몬이 들어 있지는 않지만, 에스트로겐과 유사한 작용을 하는 생리활성 물질이 풍부하게 들어 있습니다. 덕분에 갱년기로 인해 체온 조절이 어려워지거나 감정 변화가 심해지는 문제, 생식기 점막의 건조감이나 성욕 저하 같은 증상들을 완화하는 효능이 있습니다. 또한 자하거는 단백질과 아미노산, 다양한 미네랄이 풍부하게 함유되어 있어 기혈을 보충하고 체력을 회복시키는 데도 효과적입니다. 갱년기를 겪는 여성들은 면역력이 떨어지거나 쉽게 피로를 느끼는 경우가 많은데, 이러한 상황에서 몸의 저항력을 높이고, 병을 이겨내는 회복력을 키워줍니다.

자하거는 염증을 유발하는 물질의 생성을 억제하여 뼈를 약하게 만드는 과정을 막아줍니다. 또한 다양한 성장인자들이 조골세포 증식과 분화에 도움을 주어 골형성을 촉진하고, 조직 재생, 세포 성장을 돕고, 골조직 대사 활성화에 기여합니다. 이를 통해 갱년기에 뼈가 약해지는 것을 막고, 골다공증과 퇴행성 척추 관절 질환을 예방하거나 나아가 골절을 치료하는 데 도움이 됩니다.

또한 갱년기 여성들이 자주 경험하는 정서적인 불안, 우울감, 의욕 저하 등에도 효과가 있습니다. 기혈이 부족하고 몸이 허약해질 때, 감정도 함께 불안정해지는데 자하거는 기운을 북돋아주는 작용을 하여, 정서적 안정과 감정 조절에도 긍정적인 영향을 줍니다.

최근의 다양한 연구에서 태반은 수면의 질을 높이고 정신적인 안정에도 긍정적인 효과가 있는 것으로 보고되고 있습니다.

중국의 한 연구에서는 흥미로운 동물실험이 진행되었습니다. 연구팀은 실험 쥐에게 인위적으로 불면증을 유발한 뒤 태반 추출물을 투여하였습니다. 그 결과, 고용량의 태반을 투여받은 쥐들은 더 빨리 잠들고, 더 오래 숙면을 취했으며, 더 나아가 불안이 줄어들고, 낯선 환경에서도 보다 적극적으로 움직이는 모습을 보였습니다. 태반 투여가 단순히 수면의 질을 개선하는 데 그치지 않고, 전반적인 심리 상태까지 긍정적으로 좋아졌다는 뜻입니다.

이러한 효과는 실제 의료 현장에서도 많이 활용되고 있습니다. 특히 일본에서는 태반 주사가 이미 오래전부터 갱년기 증상, 불면, 불안, 우울감, 감정 기복 등을 완화하는 데 널리 사용되고 있습니다.

자하거 복용, 언제부터 시작해야 할까요?

자하거는 남녀노소 복용이 가능합니다. 여성분들도 꼭 폐경 이후에만 복용해야 하는 것은 아닙니다. 오히려 갱년기의 전조 증상이 나타날 때부터 미리 보완해주는 것이 더 좋습니다.

갱년기 증상을 예방하기 위해 자하거 복용을 고려할 수 있는 시점은 다음과 같습니다.

- 생리 주기가 불규칙해지기 시작할 때
- 피로가 평소보다 심하게 느껴질 때
- 안면홍조, 불면, 감정 기복 등 초기 갱년기 증상이 나타날 때
- 폐경 후 체력이 급격히 떨어지거나 감정적 불안이 지속될 때

이처럼 몸이 '신호'를 보내는 시점을 민감하게 살피고, 너무 늦기 전에 체력을 보충하고 기능 저하를 늦춰주는 것이 중요합니다.

── | 4 | ──
갱년기는 여성만의 이야기일까요?

"갱년기? 그건 여자들만 겪는 거 아닌가요?"

많은 분들이 갱년기라고 하면 여성만의 일이라고 생각합니다. 생리가 멈추고 안면홍조, 불면증 같은 변화가 대표적인 증상으로 알려져 있기 때문입니다. 사실 갱년기는 여성에게만 찾아오는 변화가 아닙니다. 남성에게도 갱년기와 같은 시기가 찾아오며, 몸과 마음에 여러 가지 변화를 일으키게 됩니다.

남성의 갱년기는 여성의 폐경처럼 뚜렷한 시점이 없고, 나이가 들면서 서서히 남성호르몬이 줄어들면서, 증상이 점진적으로 진행되기 때문에 본인조차도 갱년기를 겪고 있다는 사실을 인식하지 못하는 경우가 많습니다.

일반적으로 남성 갱년기는 40대 후반에서 60대 초반 사이에 시작되며, 그 시기와 정도는 개인의 체질과 생활습관에 따라 달라집니다. 특히 스트레스가 많고 과로를 계속한 경우, 음주나 흡연이 잦거나 수면 부족이 지속된 경우에는 그 시작이 더 빨라지고 증상도 심해집니다.

이러한 남성 갱년기의 증상 완화에도 자하거는 좋은 효과가 있습니다. 자하거는 한의학에서 오랫동안 '신(腎)을 보하고 정(精)을 채워주는' 약재로 쓰여 왔습니다. 신장은 생식 기능, 정력, 골밀도, 기억력 등과 관련되어 있는데 나이가 들수록 신장 기능은 서서히 약해지게 되고, 이로 인해 피로감이나 성욕 감소, 기억력 저하 같은 증상이 나타나게 됩니다. 실제로 피로감, 근육 감소, 성기능 저하, 기억력 감퇴, 무기력감 같은 문제에 효과가 있다는 연구 결과가 있습니다. 남성호르몬인 테스토스테론이 줄어들면서 생기는 이런 증상들에 대해 자하거는 인위적으로 호르몬을 보충하기보다는, 신장의 정기를 북돋아 우리 몸이 스스로 회복할 수 있는 힘을 길러주는 방식으로 작용합니다.

게다가 자하거에는 아미노산, 핵산, 성장인자, 비타민, 미네랄 등이 함유되어 있어 근육 회복과 면역력 향상, 정서 안정에도 긍정적인 영향을 줍니다. 남성 갱년기에는 정신적인 무기력과 의욕 저하가 함께 나타나는 경우가 많은데, 이런 면에서도 자하거는 몸과 마음을 함께 돌보는 약재로 쓰이게 됩니다.

자하거는 육체 피로뿐 아니라 정신적 피로에도 좋은 효과가 있습니다. 러시아 모스크바 국립의과대학에서 진행된 한 연구에서는 만성피로 증후군 환자들을 대상으로 태반 주사의 치료 효과를 평가하였습니다.

연구 결과, 태반 주사를 맞은 환자들은 불안감과 우울감이 눈에 띄게 줄었고, 신체 기능과 감정 조절 능력, 정신 건강 상태가 전반적으로 향상되는 결과를 보였습니다. 삶의 질과 체력이 개선되었으며, 정서적인 회복력과 스트레스에 대처하는 능력 또한 높아졌습니다. 그로 인해 우울이나 불안, 신경쇠약과 같은 정신적 고통이 줄고, 정서적으로 안정된 상태를 유지할 수 있었다고 연구진은 보고하였습니다.

흥미로운 점은 이러한 연구가 러시아에서 최근에만 이루어진 것이 아니라는 사실입니다. 이미 소련 시절부터 러시아 의학계는 태반의 효능에 주목해왔습니다. 1930년대에는 태반에서 추출한 성분이 인체의 회복과 재생을 돕는다고 보고 다양한 임상 시도가 이어졌으며, 이러한 전통과 경험은 오늘날에도 연구로 이어지고 있습니다.

자하거는 어떤 한약과 함께 사용하느냐에 따라 그 효과를 더욱 높일 수 있습니다. 평소 기력이 없고 신장 기능이 저하되었다면 육미지황탕 같은 보약에 자하거를 더해 근본적인 에너지를 보충할 수 있습니다. 만약 몸이 차갑고 성욕 감퇴가 두드러진다면 팔미지황환과 우귀환처럼 몸을 따뜻하게 데워주는 약재와 자하거를 함께 써서 양기를 북돋우는 것이 효과적입니다. 또한 갱년기로 우울감이나 불면증, 무기력함을 심하게 느낀다면, 마음을 안정시키는 향부자, 복신, 산조인 같은 약재를 자하거와 함께 사용하여 지친 마음을 다독이고 정서적 회복을 도울 수 있습니다.

이처럼 자하거는 개인의 체질과 증상에 맞춘 한약과 함께 처방될 때 갱년기 증상을 개선하는 데 더욱 효과적이므로, 반드시 전문가의 진단을 통해 자신에게 맞는 방법을 찾는 것이 중요합니다.

갱년기 셀프 체크리스트

갱년기는 누구나 겪는 자연스러운 과정이지만, 준비와 대처에 따라 그 시기의 모습은 달라집니다. 아래 항목 중 5가지 이상에 해당된다면, 이는 몸이 보내는 신호이므로 적극적인 관리가 필요합니다. 증상이 시작되면 조기에 한의학적 상담과 생활습관 점검을 통해 대응하는 것이 중요합니다. 내 몸의 변화를 정확히 이해하고 올바르게 돌보는 것이 건강하고 활기찬 중년을 맞이하는 첫걸음입니다.

〈여성 갱년기 체크리스트〉

☐ 생리 주기가 불규칙하거나 최근 1년 이상 생리가 없다.

☐ 얼굴이 갑자기 화끈거리거나 식은땀이 나며, 특히 밤에 땀이 많아진다.

☐ 잠이 잘 오지 않고, 자주 깨거나 깊게 못 잔다.

☐ 이유 없이 기분이 가라앉고, 불안하거나 눈물이 난다.

☐ 피로감이 쉽게 생기고 회복이 느리다.

☐ 기억력이나 집중력이 예전보다 떨어졌다.

☐ 성욕이 줄고 질 건조, 성교통 또는 소변 이상 증상이 있다.

☐ 뼈나 관절이 시큰거리고, 관절통이 자주 생긴다.

☐ 가슴이 두근거리거나 가슴이 조이는 듯 답답한 느낌이 든다.

□ 피부가 푸석해지고, 머리카락이 가늘어지며 탈모가 늘었다.

〈남성 갱년기 체크리스트〉

□ 성욕이 줄고 발기력이나 성 기능이 저하되었다.

□ 피로감을 자주 느끼고, 예전보다 회복 속도가 느리다.

□ 이유 없이 의욕이 줄고, 우울하거나 짜증이 늘었다.

□ 근육량이 줄고 체력이 예전 같지 않다.

□ 수면의 질이 떨어지고, 자주 깨거나 깊게 잠들지 못한다.

□ 기억력이나 집중력이 떨어졌다는 느낌이 든다.

□ 체중 증가 또는 복부 비만이 생겼다.

□ 얼굴에 열감이 자주 느껴지고, 땀이 많아졌다.

□ 뼈나 관절이 시리고, 관절 통증이 있다.

□ 피부 탄력이 줄고, 탈모나 피부 건소가 심해졌다.

| 5 |
갱년기의 한의학 치료

현대의학이 갱년기를 주로 여성호르몬 감소라는 요인으로 보고 호르몬 보충 요법 등으로 접근하는 반면, 한의학은 이를 전신적인 변화 과정으로 바라보고 치료합니다. 갱년기에 나타나는 다양한 증상은 단순히 호르몬의 문제가 아니라, 나이가 들면서 몸 전체의 균형이 무너지고 오장 육부의 기능이 저하되면서 나타나는 자연스러운 결과물입니다. 따라서 한의학은 증상 억제에 그치지 않고, 근본 원인을 찾아 몸의 균형을 회복하는 데 중점을 둡니다.

한의학에서는 갱년기 증상의 원인을 개인의 체질과 약해진 장부 기능의 측면에서 파악합니다. 우리 몸의 생명 활동을 주관하는 신장(腎)의 정기精氣가 점차 쇠하면서 몸의 음陰과 양陽의 균형이 깨지는 것을 근본 원인으로 봅니다. 이로 인해 각 장부의 기능 실조가 연쇄적으로 일어나며, 개인의 체질과 생활습관에 따라 다양한 증상으로 나타납니다.

'음허화왕증陰虛火旺證'이 나타나면 몸에 필요한 진액이 부족해지면서 열이 위로 치솟게 됩니다. 얼굴이 붉어지고, 가슴이 답답하며, 입이 마르고 밤에 식은땀이 나고 불면이 동반됩니다.

'기허증氣虛證'이 나타나면 몸의 전반적인 에너지인 기가 부족해진 상태로, 쉽게 피로하고 기운이 없으며, 가만히 있어도 식은땀을 자주 흘리고 활동량이 조금만 늘어도 숨이 차는 증상이 나타납니다.

'심비혈허승心脾血虛證'이 나타나면 마음을 주관히는 심장心과 소화 및 혈액 생성을 돕는 비장脾의 기능이 모두 약해져 가슴이 두근거리고 불안하며, 소화가 잘 안 되고, 사소한 일에도 감정 기복이 심해지거나 우울감이 동반되고 불면증이 나타납니다.

'신허증腎虛證'이 나타나면 뼈와 생식을 주관하는 신장의 기능이 크게 저하되어 허리가 시큰거리고 무릎이 약해집니다. 성욕이 감소하고 귀에서 소리가 나는 이명 현상이나 청력의 저하, 기억력 감퇴, 골다공증의 위험이 높아집니다.

이처럼 한의학은 진맥, 설진, 복진, 문진 등 다각적인 방법을 통해 개인의 증상과 원인을 통합적으로 파악하고, 그에 따라 맞춤 치료를 하게 됩니다.

침 치료는 경락의 기혈 순환을 조절하여 자율신경계의 균형을 맞추고, 상열감이나 두근거림, 감정 기복과 같은 증상을 완화하는 데 효과적입니다. 약침은 한약의 유효 성분을 경혈에 직접 주입하여 염증을 줄이고 장부 기능을 빠르게 회복시킵니다. 특히 자하거 약침은 부족해진 기혈과 신장의 정기를 보강하여 갱년기의 전반적인 허약 상태와 호르몬 불균형을 개선하는 데 탁월한 효과를 보입니다. 자하거는 항산화, 항염 작용뿐 아니라 조직 회복과 호르몬 균형 유지에도 도움을 줍니다. 피로가 쉽게 오거나, 면역력이 떨어지고, 갱년기 이후 노화가 빠르게 진행된다고 느껴질 때 특히 추천합니다.

한약은 개인의 체질과 진단된 증상에 맞춰 처방됩니다. '음허화왕증'에는 진액을 보충하고 열을 내리는 약재를, '심비혈허증'에는 마음을 안정시키고 혈을 보강하는 약재를 사용하는 등, 몸의 내부 환경을 근본적으로 개선하여 증상의 뿌리를 치료합니다. 또한 일상에서 쉽게 실천할 수 있는 혈자리 지압법과 생활습관 교정을 병행하여 치료 효과를 높이고 건강한 생활을 유지하도록 돕습니다.

한의학의 갱년기 치료는 단순히 나타나는 증상을 감추는 것이 아닙니다. 몸이 보내는 전체적인 불균형 신호를 파악하고, 스스로 균형을 회복하는 힘을 길러주어 갱년기라는 변화의 시기를 건강하고 편안하게 넘어갈 수 있도록 돕는 근본적인 치유 과정입니다.

침 치료와 자하거 약침 치료

경혈을 자극하여 침 치료와 자하거 약침 치료를 하면 기혈 순환을 도와 갱년기 증상을 완화할 수 있습니다. 자하거 약침 요법은 경혈에 자하거 성분을 추출한 약물을 주입해 경혈을 자극하는 효과와 한약의 효과를 동시에 얻는 방법입니다. 다음 혈자리는 갱년기 질환이 있을 때 침 치료 및 약침 치료에 다용하는 혈자리입니다. 하루 중 잠깐 시간을 내어 손이나 발의 혈자리를 지그시 눌러주는 것만으로도 갱년기 증상 완화에 도움이 될 수 있습니다.

신문혈神門穴은 이름처럼 '마음의 문'에 해당하는 중요한 자리입니다. 새끼손가락 쪽 손목의 안쪽, 손목선 근처에 있습니다. 신문혈은 심장의 기운을 다스려서 불안, 가슴 두근거림, 불면증을 완화하는 데 좋습니다. 밤에 자주 뒤척이거나, 사소한 일에도 마음이 불안할 때 도움이 됩니다.

삼음교혈三陰交穴은 이름처럼 족태음비경, 족궐음간경, 족소음신경의 세 가지 음경락이 만나는 곳으로 발 안쪽 복사뼈에서 손가락 네 마디 정도 위쪽으로 정강이뼈 안쪽에 위치한 자리입니다. 여성 건강과 아주 깊은 관련이 있는 혈자리입니다. 생리불순이나 자궁 기능 저하, 안면홍조, 감정 기복 등의 증상에 널리 활용됩니다. 여성의 일생을 두루 관리할 수 있는 '여성의 명혈'이라고도 불립니다.

태계혈太谿穴은 발목 안쪽 복사뼈와 아킬레스건 사이의 오목한 부위입니다. 태계혈은 신장을 보하고, 몸의 기운을 북돋아주는 작용을 합니다. 하체가 자주 차거나, 소변을 자주 보거나, 골다공증이 걱정되시는 분들께 특히 좋은 자리입니다. 갱년기 이후는 뼈 건강이 중요한 시기이기 때문에 자주 지압해주시는 게 좋습니다.

합곡혈合谷穴은 엄지와 검지 사이, 손등 쪽의 오목한 부위입니다. 합곡은 기의 순환을 도와 통증을 완화하는 효과가 있어 스트레스, 두통, 소화불량 등 제반 증상 완화에 자주 활용됩니다. 하루 중 긴장되는 순간이 많거나, 머리가 무겁고 어깨가 뻐근한 느낌이 들 때 이 부위를 꾹 눌러주면 좋습니다.

관원혈關元穴은 배꼽에서 아래로 손가락 세 마디 정도(약 3촌) 내려간 지점, 아랫배 중심부에 위치한 혈자리입니다. 임맥이라는 경락 위에 자리하며, 신기腎氣를 보충하고 원기元氣를 길러주는 데 아주 중요한 역할을 합니다. 특히 갱년기로 인해 기운이 자꾸 빠지고, 쉽게 피로해지는 분들께 도움이 됩니다. 아랫배가 자주 차거나, 생식기 건강이 약해졌다고 느껴질 때도 효과적입니다.

한약 치료

"한약과 자하거가 갱년기에 좋다던데, 나도 한번 먹어볼까?"

갱년기 증상을 겪는 분들이 가장 궁금해하는 부분은 바로 한약과 자하거가 "정말 나한테도 효과가 있을까?" 하는 점입니다. 자하거는 신장 기능을 보하고, 정기를 채우는 데 탁월한 약재이지만, 누구에게나 똑같은 방식으로 작용하는 것은 아닙니다. 갱년기의 원인이 각기 다르고, 증상도 다양하기 때문입니다. 그래서 한의학에서는 자하거를 단독으로 쓰기보다는, 증상과 체질에 맞는 한약과 함께 처방하는 경우가 많습니다.

'육미지황탕'은 이름 그대로 여섯 가지 약재로 이루어진 한의학의 대표적인 보음 처방입니다. 숙지황, 산수유, 산약, 택사, 목단피, 백복령으로 구성되어 신장의 음陰을 보충하고, 체내에 쌓인 불필요한 열을 식혀주는 데 중점을 둡니다. 숙지황은 진액과 혈을 보충하고, 산수유는 신장을 보하고 정을 수렴하는 작용을 하며, 산약은 소화기를 도우면서 기운을 채워줍니다. 택사, 목단피, 백복령은 몸에 남은 열과 습을 배출해주며, 전체 균형을 맞춰줍니다.

이 처방은 음허화왕형 갱년기 증상에 잘 맞습니다. 얼굴이 화끈거리고 상열감이 자주 느껴지는 경우, 열이 올랐다 내렸다 하거나, 식은땀이 나고 손발이 화끈거리는 경우, 밤에 잠들기 어렵고, 자다가 자주 깨거나 꿈이 많은 경우, 이러한 증상은 체내 진액이 부족해 속은 마르고, 열을 식히지 못해 겉은 뜨거운 상태로, 육미지황탕은 이 진액을 보충하고 몸속과 겉의 균형을 회복시켜줍니다.

육미지황탕은 자하거와 함께 복용하면 신장의 음과 정을 동시에 보충하여 갱년기 증상 완화에 큰 도움이 됩니다. 특히 체력이 저하되고 열감과 불면을 동시에 겪는 갱년기 여성에게 매우 효과적인 처방입니다.

'우귀환右歸丸'은 기운이 부족하고 몸이 냉하며, 특히 허리와 무릎이 시큰거리고 약해지는 갱년기 증상에 적합한 보양 처방입니다. 주요 구성 약재인 숙지황은 진액과 혈을 보충하여 전신의 기본 원기를 채워주며, 구기자와 복분자는 간과 신장을 함께 강화해 시력 보호와 생식 기능 보조에 도움을 줍니다. 두충과 토사자는 뼈와 관절을 튼튼하게 하여 골다공증과 허리와 무릎 통증을 완화하는 데 효과적입니다. 육계와 부자는 몸속 깊은 곳의 냉기를 제거하고 양기를 높여 몸을 따뜻하게 해주고, 손발이 찬 증상에도 좋습니다. 여기에 산약은 비위를 보강하여 소화 기능을 돕고 체력 회복을 촉진하며, 당귀는 혈을 보해 생리 기능을 조절해줍니다.

이처럼 우귀환은 기력이 쉽게 떨어지고, 몸이 항상 차고 피로하며, 허리나 무릎이 시큰하거나 골다공증, 요실금, 질 건조증 등 하초 허약 증상을 보이는 갱년기 여성에게 알맞은 처방입니다.

특히 자하거와 함께 복용할 경우 신장의 정^{精}과 양^{陽}을 함께 보충하여 뼈, 근육, 생식기 조직까지 전반적인 회복을 도울 수 있습니다. 체력과 정력이 모두 약화된 갱년기에는 더욱 효과적입니다.

'귀비탕^{歸脾湯}'은 마음이 울적하고 쉽게 지치며, 잠도 잘 오지 않는 심비혈허^{心脾血虛} 증상을 동반한 갱년기에 사용되는 대표적인 보혈안신 처방입니다. 심장과 비장의 기능이 떨어질 때 흔히 감정 기복이 심하고 자주 눈물이 나거나, 쉽게 피로하고 식욕이 줄며 잠이 오지 않는 등의 증상이 나타납니다. 이럴 때 귀비탕이 정신적인 안정을 도와줍니다. 당귀와 용안육은 혈을 보충하고 불안감을 완화해 숙면을 유도하고, 복신과 원지는 심신을 진정시켜 불면과 초조함을 가라앉히는 데 효과적입니다. 백출과 인삼은 비위를 보하고 기력을 보충하여 체력 회복에 도움을 주며, 산조인은 신경 안정 작용으로 수면의 질을 높여줍니다. 감초는 모든 약재의 조화를 도우면서 기허로 인한 복부 불편감을 개선해 줍니다.

이러한 귀비탕은 불면과 꿈을 많이 꾸고 자주 깨며, 감정 변화가 심하고 집중력이 떨어지는 갱년기 여성에게 적합합니다. 자하거와 함께 복용할 경우 혈과 정을 함께 보강하면서 마음의 안정을 유도할 수 있어, 특히 우울감과 피로, 불면을 동시에 겪는 경우에 효과적인 처방입니다.

'천왕보심단天王補心丹'은 특히 정신적인 증상이 심한 갱년기에 자주 사용됩니다. 생지황, 맥문동, 천문동은 진액을 보충하고 심장의 열을 가라앉히며, 복신, 원지, 백자인은 강한 안정 작용으로 불면, 불안, 가슴 두근거림을 완화하는 데 탁월합니다. 산조인과 오미자는 신경을 안정시켜 숙면을 유도하고, 감초는 전반적인 조화를 이루어 위장 기능도 도와줍니다.

천왕보심단은 이유 없는 불안감, 가슴 두근거림, 수면장애, 공황 증상 등 심리적 불안정이 큰 갱년기 여성에게 알맞은 처방이며, 자하거와 병용 시 신장의 정기와 심장의 진액을 함께 보충하여 정신적 안정과 체력 회복을 동시에 기대할 수 있습니다. 특히 수면 부족과 불안으로 삶의 질이 떨어진 경우 매우 효과적입니다.

자하거는 신장의 정기精氣를 보충하고 인체의 생명력을 강화하는 대표적인 보약으로, 오랜 세월 동안 노화 예방과 회복력 증진을 위해 활용되어 왔습니다. 특히 갱년기에 체력 저하, 정력 쇠퇴, 면역력 약화 등의 증상이 나타나는 중년 여성에게 자하거는 정기를 보강하고 전반적인 활력을 회복하는 데 유익한 한약재로 평가됩니다. 갱년기의 증상은 개인마다 매우 다양하며, 신음허腎陰虛, 심비혈허心脾血虛, 심신불교心腎不交 등 다양한 양상으로 나타나기 때문에, 자하거 역시 이러한 체질적 특성과 병증에 맞추어 적절한 한약 처방과 병행될 때 그 효과가 극대화됩니다. 따라서 자하거를 복용하기 전에는 반드시 한의사의 정확한 진단을 통해 자신의 체질과 현재 건강 상태를 파악하고, 그에 알맞은 처방(적방, 適方)을 함께 구성하는 것이 중요합니다.

갱년기 태반 치료 사례

태반 치료 사례 1

"나답지 않게 자꾸 짜증이 나고, 혼자 있을 땐 이유 없이 눈물이 나요. 밤에는 잠도 못 자고, 아침이면 온몸이 찌뿌둥하고요. 가족들 앞에서도 웃는 게 너무 힘들어졌어요."

50대 중반 여성 환자분께서 짜증과 우울, 불면, 이명 등의 증상을 호소하면서 내원하셨습니다. 겉보기엔 건강하게 보여서 가족들은 알아주지도 않는다고 하고, 아무렇지 않아 보여도 많이 힘들어하셨습니다.

특별한 사건이 있었던 것도 아니고, 겉으로 보기엔 건강한데, 어느 순간부터 마음이 자꾸 가라앉고, 사람들과의 대화가 어색해지고, 스스로가 점점 낯설게 느껴진다는 말이 무척 인상 깊었습니다.

진찰과 상담을 통해 살펴본 결과, 이분은 신허증과 음허화왕증이 동반된 갱년기 증상을 겪고 계셨습니다. 이 체질적 변화는 주로 몸의 기본적인 기운인 양기와 진액인 음액이 부족해지면서, 그로 인해 상대적으로 '화', 즉 열이 위로 치솟는 상태를 말합니다. 신장의 '양기'가 부족해지면서 손발은 차고 추위를 잘 타지만, 몸속의 '음기'도 함께 부족해지면서 위로는 열이 떠서, 가슴과 얼굴로는 열이 오르게 됩니다. 추위도 잘 타고 더위도 잘 타게 되는 것입니다. 그래서 쉽게 잠들지 못하고, 자다가 자주 깨고, 얼굴이 화끈 달아오르거나 이유 없이 가슴이 두근거리는 증상들이 나타나는 경우가 많습니다. 괜히 불안하고, 감정의 기복도 심해져서 소소한 일에도 눈물이 나고 짜증이 나게 되는 것입니다.

치료는 자하거 약침과 지백지황탕을 처방하였습니다. 자하거는 음기를 보충하여 음허증으로 인한 허열을 내려주는 데에 효과적입니다. 지백지황탕은 말 그대로 '지모'와 '황백'이라는 약재를 더한 육미지황탕 계열의 한약으로, 몸의 열을 가라앉히고 음기를 보강해주는 데 사용됩니다. 약으로 기초적인 균형을 다지되, 치료의 핵심은 '스스로를 다시 돌보는 시간'을 만들어가는 것이었습니다.

그동안 가족과 사회적인 역할을 위해 애써온 시간 속에서 정작 본인을 돌보는 시간은 부족했던 것입니다. 이제는 본인 스스로 몸과 마음을 돌보는 시간이 필요하다는 점을 말씀드렸습니다.

생활 속 작은 실천도 함께 시작했습니다. 매일 밤 손목의 신문혈, 발목의 태계혈, 발 안쪽의 삼음교혈, 복부의 관원혈을 지압하실 수 있게 알려드렸습니다. 열을 유발할 수 있는 자극적인 음식과 정제된 탄수화물을 줄이고, 속을 편하게 할 수 있는 채식 위주의 한식으로 조절했으며, 무리가 가지 않는 선에서 하루 20분 정도 걷는 운동을 권해드렸습니다.

한 달쯤 지나자, 조심스럽게 변화의 기미가 보이기 시작했습니다.

"요즘은 조금 덜 뒤척이는 것 같고, 불안하던 마음이 예전보다는 차분해졌어요. 전보다 웃음도 늘어나는 거 같아요."

그 웃음은 단순한 기분의 회복이 아니라, 스스로 갱년기의 변화를 받아들이고 이겨낼 수 있는 힘이 생겼다는 뜻이기도 했습니다.

세 달이 지나고 나서는 더 뚜렷한 변화가 나타났습니다. 차갑던 손발도 따뜻해지고, 얼굴과 가슴으로 열이 올라 답답하던 것도 많이 소실되었습니다. 귀에서 소리가 나는 증상도 신경을 안 써도 될 만큼 좋아지셨습니다.

"예전엔 하루하루가 힘들게 버티는 시간이었는데, 요즘은 컨디션도 그렇고 기분도 훨씬 좋아졌어요. 최근에는 헬스도 다시 시작했어요."

환자분의 밝아진 표정과 달라진 목소리를 들으며, 갱년기가 단지 힘든 시기만은 아니라는 것을 다시금 느낄 수 있었습니다. 몸과 마음이 무너지던 시기를 지나, 다시 자신을 돌보고 일상을 회복해가는 이 과정은 오히려 인생의 후반부를 준비하는 시간처럼 느껴졌습니다.

태반 치료 사례 2

"일할 때는 괜찮은데, 집에만 오면, 왜 이러는지 모르겠어요. 갑자기 가슴이 쿵 내려앉고 한숨이 나와요."

유능한 영업직으로 밖에서는 늘 활기차고 긍정적인 에너지를 뿜어내는 40대 후반의 여성 환자분이 지인 소개로 내원하셨습니다. 하지만 퇴근 후 현관문을 여는 순간, 감정 기복과 함께 우울감과 무력감이 온몸을 덮쳐온다고 했습니다. 가슴은 늘 답답하고 뜨거운 돌을 얹은 듯했고, 손발에는 시도 때도 없이 땀이 흥건했으며, 얼굴과 가슴으로 훅 치밀어 오르는 열감에 밤잠을 설치기 일쑤였습니다. 최근에는 머리카락까지 한 움큼씩 빠지기 시작하면서 '이러다 정말 큰일 나는 건 아닐까.' 하는 불안감에 진료실을 찾으셨다고 했습니다.

전형적인 소양인少陽人 체질인 환자분은 진찰 결과, 갱년기로 접어들며 몸의 음액陰液이 부족해져 열이 위로 뜨는 '음허화왕증陰虛火旺證'과 함께, 스트레스와 과로로 심장의 혈血이 소모되어 마음을 제대로 다스리지 못하는 '심혈허증心血虛證'이 함께 온 상태였습니다. 몸의 물(음기)은 부족해지고 불(화)은 제어되지 않으니 안면홍조와 상열감이 나타나고, 마음을 안정시키는 심장의 힘이 약해지니 불안과 우울, 불면, 탈모 증상까지 겹쳐 나타난 것이었습니다.

치료는 부족해진 음액과 심혈心血을 함께 보충하여 몸과 마음의 균형을 되찾는 데 초점을 맞추었습니다. 먼저, 음액을 보충하는 대표적인 처방인 육미지황탕에 자하거를 더하고, 허열을 효과적으로 내려주는 지모, 지골피, 치자를 가미하여 3개월간 처방했습니다. 또한 복부 혈자리에 자하거 약침도 시술했습니다. 자하거는 단순히 음액을 보충하는 것을 넘어, 항산화 및 항염 효과로 세포 노화를 억제하며, 여성호르몬의 균형을 돕고 지친 몸의 기력을 회복시켜 치료의 핵심적인 역할을 합니다.

이와 함께, 가슴에 뭉친 화火를 풀어주는 단중혈, 머리의 열을 내리고 정신을 맑게 하는 백회혈, 마음을 편안하게 안정시키는 신문혈, 그리고 전신의 음혈을 보강하는 삼음교혈에 자하거 약침과 침구 치료를 병행하여 막힌 기혈의 순환을 촉진했습니다.

치료를 시작하며 환자분께는 '이제 스스로를 돌볼 시간'임을 강조했습니다. 퇴근 후에도 일을 손에서 놓지 못했는데, 치열했던 하루의 끝에서 억지로 힘을 내기보다, 편안한 음악을 듣거나 가벼운 스트레칭을 하며 스스로를 다독이는 시간을 갖도록 권해드렸습니다.

3개월 후, 환자분은 몰라보게 밝아진 모습으로 진료실을 찾으셨습니다.

"가슴 답답함과 열감은 완전히 사라졌고, 밤에 푹 자니 아침이 개운해요. 불안하던 마음이 편안해지고, 머리카락 빠지는 것도 훨씬 줄었어요."

예전의 자신감과 활기를 온전히 되찾은 것이 느껴졌습니다. 갱년기는 누구에게나 찾아올 수 있는 인생의 한 과정입니다. 갱년기는 혼자 앓다 보면 소중한 일상을 잃어버릴 수 있지만, 몸의 신호에 귀 기울이고 올바른 치료를 병행한다면 얼마든지 건강한 전환점으로 만들 수 있습니다.

3장
야간뇨, 요실금과 태반 요법

— | 1 | —
야간뇨는 왜 발생할까요?

"요즘은 자다가도 꼭 한두 번은 화장실에 가느라 깨요. 덕분에 아침에 일어나도 개운하지가 않네요."

밤에 잠을 자다가 소변을 보기 위해 일어나는 증상을 '야간뇨'라고 부릅니다. 50대 이후의 여성분들 사이에서는 흔한 고민이기도 합니다.

잠든 사이에 두 번 이상 화장실에 간다면 이미 국제요실금학회가 정의한 '야간뇨' 범주에 들어갑니다. 성인 2,005명을 조사한 연구에 따르면 연령별 야간뇨 발생률의 경우 40대에서는 16% 정도를 보이지만, 50대는 27%, 60대는 38%, 70대를 넘어서면 절반에 가까운 49% 정도가 발생하며, 80대에서는 무려 64%까지 늘게 됩니다. 야간뇨가 있는 분들은 예상하지 못한 순간에 갑자기 소변이 마려워지거나, 더는 참기 힘든 상황이 생기기도 합니다.

밤잠을 설치게 만드는 야간뇨夜間尿는 다양한 원인에서 비롯되나, 그 중심에는 방광의 기능적 변화와 노화가 자리하고 있습니다. 나이가 들어가면서 방광 근육의 탄력은 점진적으로 떨어지게 됩니다. 이는 곧 소변을 저장하는 방광의 고유 능력이 줄어듦을 의미합니다. 방광에 소변이 채워지는 정도가 예전보다 훨씬 적더라도, 방광벽이 받는 자극에 민감하게 반응하여 곧바로 소변이 마렵다고 느끼는 빈도가 증가합니다.

특히 여성의 경우, 폐경 이후의 호르몬 변화가 야간뇨를 가중시키는 요인이 됩니다. 호르몬의 영향으로 요도와 방광 점막이 얇아지고 더욱 민감해지면서 작은 자극에도 방광이 과민하게 반응합니다. 게다가 소변 생성을 억제하는 항이뇨호르몬의 작용이 원활하지 못하게 되면서 야간에 소변량이 늘어나는 현상이 나타날 수 있습니다.

또한 야간뇨는 단순히 방광만의 문제가 아닌, 전신 건강 상태를 반영하기도 합니다. 수분과 노폐물 배설을 담당하는 신장 기능에 변화가 생길 경우 야간 소변량이 증가할 수 있으며, 심부전이나 당뇨병과 같은 만성 질환이 있는 경우에도 체내 수분 균형에 영향을 미쳐 야간에 소변량이 늘어날 수 있습니다.

전립선비대증, 과민성방광, 방광염과 같은 질환도 야간뇨를 유발하게 됩니다. 전립선비대증은 주로 중년 이상의 남성에게 많이 생깁니다. 전립선이 커지면서 요도를 누르게 되면 소변이 원활하게 배출되지 않아 방광이 완전히 비워지지 못합니다. 그 결과 잔뇨감을 느끼게 되면서 밤에도 자주 소변을 보러 일어나게 됩니다. 전립선비대증 환자 중 약 절반 이상이 과민성방광 증상을 함께 겪는 것으로 알려져 있습니다. 이 두 질환이 동시에 있으면 야간뇨가 더 심해질 수 있습니다.

과민성방광은 방광 근육이 평소보다 지나치게 자주, 강하게 수축하는 질환으로 나이가 들수록 발생률이 높아집니다. 소변이 적게 찼는 데도 갑작스럽고 강한 요의가 느껴져 화장실로 급히 가게 되는데, 밤에도 자다가 자주 깨어날 정도로 요의를 느끼기도 합니다.

방광염의 경우는 방광의 점막에 염증이 생겨 소변이 얼마 차지 않았어도 계속 배뇨 욕구를 일으키기 때문에 야간뇨 증상을 유발할 수 있습니다.

야간뇨가 있으면 밤에 소변을 보기 위해 깨기 때문에 숙면을 취하지 못하게 됩니다. 이는 다음 날까지 영향을 미쳐 잠을 자고 일어나도 피로가 가시지 않습니다. 낮 동안 집중력도 떨어지고 기분도 가라앉기 쉬워집니다. 낮에는 꾸벅꾸벅 졸기도 하고, 평소 하던 일도 귀찮게 느껴질 수 있습니다. 게다가 이렇게 수면이 방해받는 상태가 오래되면, 면역력 저하와 심혈관계 질환 위험의 증가로 전반적인 건강에도 영향을 끼치게 됩니다. 특히 밤에 자주 깨어 화장실을 오가다 넘어지는 낙상사고는 고령층에게 큰 위협이 되기 때문에 그냥 넘기면 안 되는 신호입니다.

야뇨증? 야간뇨? 어떻게 달라요?

야뇨증과 야간뇨는 같은 것처럼 보이지만 다른 증상입니다. 두 가지 모두 밤에 소변을 보는 문제와 관련이 있지만, 원인과 상황이 다릅니다.

먼저, 야뇨증은 주로 어린이에게 나타나는 증상으로 밤에 자는 동안 본인의 의지와 상관없이 무의식적으로 소변을 보는 경우를 말합니다. 쉽게 말하면 밤에 자다가 실수로 소변을 보는 것입니다. 보통 다섯 살 이후에도 지속적으로 밤에 이불에 소변을 보는 경우 야뇨증으로 진단합니다. 아이들은 방광 조절 능력이 미숙하기도 하고, 깊게 잠이 들어서 소변이 마려운 신호를 잘 인식하지 못하는 경우가 많습니다. 유전적인 영향도 있어서 부모가 어릴 때 야뇨증을 경험했다면, 자녀에게도 나타날 가능성이 높아집니다. 스트레스나 심리적인 요인도 영향을 미칩니다. 새로운 환경에 적응해야 하는 불안한 상황, 부모의 이혼, 동생이 태어나는 등의 변화가 있을 때 야뇨증이 나타나기도 합니다.

반면, 야간뇨는 주로 성인에게서 나타나는 증상으로 밤에 자다가 화장실에 가기 위해 한 번 이상 깨는 경우를 의미합니다. 어린이의 야뇨증과 다르게 야간뇨는 스스로 화장실에 가서 소변을 보지만 그 횟수가 많아 일상생활에 불편을 주는 것이 특징입니다.

— | 2 | —
요실금이란 무엇인가요?

요실금은 자신의 의지와 상관없이 방광이나 요도의 기능에 문제가 생기면서 소변이 새어 나오는 증상을 말합니다. 야간뇨가 밤에 잠을 자는 도중 소변이 자주 마려운 증상인데 반해, 요실금은 낮과 밤을 가리지 않고 갑자기 소변이 나오는 증상입니다. 때로는 기침을 하거나 웃기만 해도 소변이 새어 나오는 경우가 있습니다. 요실금은 단순히 소변이 새는 불편함에 그치지 않고, 일상생활 전반에 다양한 영향을 미칩니다.

무엇보다 위생에 문제가 생깁니다. 소변이 팬티를 적시면서 불쾌한 냄새가 나거나, 피부가 자주 젖은 상태로 있으면서 가려움이나 염증이 생기기 쉽습니다. 실제로 요실금이 있는 분들 중에는 요도염, 방광염,

질염 등 감염 질환을 반복해서 겪는 경우가 많습니다.

이러한 불편함은 신체적 문제를 넘어서 심리적인 스트레스로 이어지기도 합니다. 언제 소변이 새어 나올지 모른다는 불안감 때문에 외출을 꺼리거나, 외출해서는 늘 화장실 위치부터 먼저 확인하게 됩니다.

또한 냄새나 위생문제로 부부 사이에도 거리감이 생기고, 갈등으로 이어지는 사례도 적지 않습니다. 이런 이유로 요실금은 단순한 배뇨 문제가 아니라, 삶의 질 전반을 떨어뜨리는 중요한 건강 문제입니다.

요실금은 처음에는 증상이 미약해서 단순한 실수나 노화의 일부로 착각하고 대수롭지 않게 넘기는 경우가 많습니다. 가장 흔한 초기 증상은 기침이나 웃을 때 소변이 조금 새는 것입니다. 무거운 물건을 들거나 배에 힘이 들어갈 때에도 비슷한 증상이 나타날 수 있습니다. 이런 경우를 복압성 요실금이라고 합니다. 또한 절박성 요실금의 초기 증상으로 갑자기 소변이 마렵고, 참기 어려워서 화장실에 도착하기 전에 새는 경우도 있습니다.

그 외에도 소변을 보고 나서도 시원하지 않거나, 밤에 화장실에 자주 가게 되는 경우, 팬티가 자주 젖는 느낌, 생식기 주변에 냄새나 습기가 느껴지는 경우 등이 요실금의 신호일 수 있습니다. 요실금은 초기에 치료할수록 회복이 빠르기 때문에, 조기에 발견하고 관리하는 것이 무엇보다 중요합니다.

―| 3 |―

당뇨와 스트레스도
소변 문제를 일으키나요?

야간뇨나 요실금은 나이가 들어 생기는 자연스러운 현상이라고 생각하기 쉽지만 사실은 몸속의 건강 상태와 밀접한 관련이 있습니다. 특히 당뇨병, 스트레스와 같은 문제가 있는 경우 소변 관련 증상이 더 자주 나타나게 됩니다.

당뇨병이 있으면 왜 소변이 자주 마려울까요?

당뇨병이 있는 분들은 야간뇨나 요실금 증상을 함께 겪는 경우가 많습니다. 실제로 연구에 따르면 전체 당뇨병 환자의 약 60%가 야간뇨를 경험한다고 합니다. 혈당이 높아지면 몸은 과도한 당을 소변을 통해 배출하려고 합니다. 이 과정에서 소변량이 자연스럽게 많아지고 밤에도 화장실에 자주 가게 됩니다. 또한 오랫동안 당뇨병을 앓으면 고혈당으로 방광을 조절하는 신경이 손상되기도 합니다. 이런 상태를 '신경인성 방광'이라고 하는데, 방광에 소변이 조금만 차도 자극을 받아 곧바로 소변이 마려운 느낌을 느끼는 경우가 많습니다.

스트레스와 불안도 소변에 영향을 주나요?

중요한 시험이나 발표를 앞두고 화장실을 자주 가게 되는 경험, 한 번쯤은 해 보셨을 겁니다. 이처럼 긴장하거나 불안할 때는 몸의 교감신경이 활성화되면서 방광도 자극을 받게 됩니다. 특히 불안이나 우울증이 있는 사람들은 방광 근육이 더 민감하게 반응해 소변이 자주 마렵거나 참기 어려운 증상이 나타날 수 있습니다.

실제로 미국 비뇨기과학회에 발표된 연구에 따르면, 스트레스가 방광 비만세포를 활성화하여 배뇨 횟수가 많아지고 방광 증상이 심해진다고 합니다. 만성적으로 스트레스가 지속되면 요실금 증상까지 심해질 수 있기 때문에 몸과 마음의 균형을 잘 유지하는 것이 무엇보다 중요합니다.

── | 4 | ──

출산 후에 요실금이 생기기도 하나요?

출산을 경험한 여성분들 가운데 이런 이야기를 하시는 경우가 종종 있습니다.

"아이 낳고 나니까 재채기만 해도 찔끔 나와요."
"갑자기 웃었는데 속옷이 젖어 있더라고요… 이게 정상인가요?"

사실, 출산 후 요실금은 많은 여성들이 겪는 흔한 현상입니다. 그런데 부끄럽고 민망해서 말하지 못하고 혼자 속으로만 걱정하는 경우가 많습니다. 이런 증상은 아주 특별하거나 이상한 것이 아니라, 자연스러운 몸의 변화 중 하나입니다. 출산 과정에서는 골반저 근육과 요도 주위 조직이 강한 압력을 받습니다. 특히 자연분만을 할 때, 아기를 밀어내는 힘으로 인해 골반저 근육과 인대에 무리가 가고, 손상되거나 늘어지면서 방광과 요도를 지지하는 구조가 약해지게 됩니다. 이로 인해 요도를 닫는 힘이 약해지면, 웃거나 재채기하거나 무거운 물건을 들 때 소변이 새는 복압성 요실금이 발생하게 됩니다.

실제로 국제요실금학회와 국제비뇨부인과학회의 공동 가이드라인에 따르면, "출산은 여성의 요실금 위험을 증가시키는 주요한 인자이며, 특히 첫 출산 후 요실금 발생률은 유의미하게 높아진다."라고 명시되어 있습니다.

영국 의학 저널에 발표된 대규모 연구에서는 출산 후 1년 이내 여성의 약 33%가 요실금 증상을 경험한다고 보고하였는데, 이 수치는 출산을 하지 않은 여성에 비해 3배 이상 높은 수치입니다.

출산 직후에는 임신 중 분비되던 릴랙신relaxin과 같은 호르몬의 영향이 남아 있어, 조직이 이완되어 있습니다. 특히 골반과 복부 방광 주변의 조직도 느슨해져 있기 때문에 방광 조절이 더 어려워지고 요실금 증상이 나타나게 됩니다.

시간이 지나면서 호르몬 수치가 정상화되고, 손상된 조직이 자연스럽게 회복됩니다. 다만, 산후 회복 과정에서 무리하거나, 찬바람을 쐬거나, 수면 부족 등이 겹치면서 산후 조리를 제대로 하지 못하는 경우에는 문제가 생기게 됩니다. 바로 근육통, 관절통, 소화 장애, 수족냉증, 피로, 불면, 우울, 생리불순, 요실금 등 다양한 증상이 수개월에서 수년까지도 이어지는 산후풍 증상이 발생하는 것입니다.

여기서 릴랙신 호르몬에 대해 잠깐 설명하자면, 주로 임신 중 황체와 태반, 자궁 내막에서 만들어집니다. 릴랙신은 몸의 인대와 근육을 부드럽게 이완시키는 역할을 하는데, 임신 중 골반과 자궁을 이완시켜서 태아가 자랄 수 있는 공간을 만들어 줍니다. 태아가 자람에 따라 복부의 근육과 복막, 횡격막과 늑골의 움직임도 부드럽게 만들어 줍니다. 임신 마지막 단계에는 자궁 경부도 이완되어 출산을 위한 준비를 도와줍니다. 이 릴랙신 호르몬은 출산을 위해 필수적인 호르몬이지만, 엄마의 체형을 변형시키고, 전신 관절에도 영향을 끼쳐, 골반통을 비롯한 허리 통증과 관절통을 일으키게 됩니다. 즉, 산후 조리를 잘하지 못하게 되는 경우 산후풍으로 이어져 오랜 시간 동안 통증과 불편함을 유발할 수 있습니다.

── | 5 | ──
야간뇨와 요실금,
생활습관으로 막을 수 있을까요?

야간뇨와 요실금은 중년 이후 많은 분들이 경험하는 증상입니다. 단순히 나이 탓이라고 넘기기 쉽지만, 잘 살펴보면 생활습관과도 깊은 관련이 있습니다.

가장 먼저 수분 섭취 조절이 필요합니다. 하루에 물을 1.5리터에서 2리터 정도는 마시는 것이 좋지만, 밤에 자주 소변이 마려우신 분들이라면 저녁 식사 이후에는 수분 섭취량을 줄이는 것이 도움이 됩니다. 잠자리에 들기 3시간 전부터는 물이나 음료를 가급적 삼가고, 꼭 필요할 때만 소량으로 복용하면 밤 동안 방광에 고이는 소변의 양을 줄일 수 있어서 야간뇨를 예방하는 데 큰 도움이 됩니다.

실내 습도 관리도 필요합니다. 집 안이 너무 건조하면 입이 마르고, 목이 타서 물을 자주 마시게 됩니다. 이런 경우에는 가습기나 젖은 수건을 이용해 실내 습도를 적절히 유지해 주는 것이 좋습니다.

방광을 자극할 수 있는 음식이나 음료는 줄이는 것이 좋습니다. 카페인, 탄산음료, 매운 음식, 술 등입니다. 특히 커피나 녹차, 콜라는 카페인이 많기 때문에 야간뇨나 요실금이 있다면 끊는 게 좋고, 꼭 마셔야 한다면 오전 시간에 한 잔 정도만 마시는 것이 바람직합니다. 변비가 생기면 장이 팽창하면서 방광을 압박하게 되고, 그로 인해 요실금 증상이 심해질 수 있기 때문에 섬유질이 풍부한 채소와 과일은 충분히 먹는 게 좋습니다.

복부에 지방이 많으면 방광에 더 큰 압력이 가해지는데, 비만 또한 요실금의 원인 가운데 하나입니다. 정상 체중보다 많이 나간다면 규칙적인 식사와 가벼운 운동을 통해 체중을 서서히 줄여나가는 것이 좋습니다. 걷기나 수영 같은 유산소 운동을 추천하며, 여기에 방광을 지지하는 골반저근의 강화에 좋은 케겔 운동을 함께 병행하면 더욱 효과가 있습니다.

골반저근육을 강화하는 케겔 운동

케겔 운동은 골반저근육을 강화해 요실금을 예방하고 증상을 개선하는 데 매우 효과적인 운동입니다. 이 근육은 방광, 자궁, 직장 등 내부 장기를 아래에서 지탱해주는 역할을 합니다. 골반저근육이 약해지면 재채기나 웃음, 운동 등 일상적인 동작만으로도 소변이 새는 일이 생길 수 있습니다. 또한 케겔 운동은 언제 어디서든 특별한 도구 없이 할 수 있다는 게 가장 큰 장점입니다. 실제로 코크란리뷰에 실린 연구에서는 "출산 후 여성에게 골반저근육 운동은 요실금 예방과 증상 개선에 효과가 있다."라는 결과가 발표되기도 했습니다.

1. 항문을 조이는 느낌으로 골반 아래쪽 근육을 조여줍니다.
2. 근육을 조인 상태로 5초간 유지한 뒤, 힘을 풀고 5초간 이완해줍니다.
3. 이 과정을 반복하면서 점차 유지 시간과 반복 횟수를 늘려갑니다.

하루에 100회 정도를 목표로 시작합니다. 조금 더 강도 높은 효과를 원한다면, 스쿼트 동작과 병행해보는 것도 좋습니다. 앉았다가 일어나는 기본적인 스쿼트 동작에, 일어날 때 엉덩이와 항문을 동시에 10초간 조여주는 동작을 추가합니다. 이때는 1세트에 10회 정도, 하루 2~3세트를 권장합니다.

케겔운동과 스쿼트 동작은 하체 근육과 골반저 근육을 동시에 자극해 요실금 증상 개선에 더 큰 도움을 줍니다.

── | 6 | ──

야간뇨와 요실금의
한의학 치료

한의학에서는 야간뇨와 요실금이 간신음허증^{肝腎陰虛證}, 비폐기허증^{脾肺氣虛證}, 방광허한증^{膀胱虛寒證} 같은 기전으로 생긴다고 보고 있습니다. 신장^{腎臟}은 우리 몸의 수분 대사와 소변 배출을 조절하는 핵심 장기입니다. 신장의 음기가 충분하면 방광이 소변을 잘 저장하고 배출할 수 있지만, 음기가 부족해지면 소변 조절 능력이 떨어지면서 밤에 자주 깨서 화장실에 가는 야간뇨나 참기 어려운 요실금 증상이 나타나기 쉽습니다.

간장^{肝臟}은 소화나 피로에 관여할 뿐만 아니라 기혈의 흐름을 살펴 대사 작용을 원활하게 만들어 주는 역할을 맡고 있습니다. 감정적으로 긴장되고 스트레스를 많이 받으면 간의 기운이 막히면서 소변을 자주 보게 됩니다. 평소엔 괜찮다가 긴장될 때 갑자기 소변이 급해지는 이유가 여기에 해당합니다.

비장脾臟은 음식에서 얻은 영양분과 수분을 잘 소화하고 온몸으로 보내 주는 일을 돕고 있습니다. 비장이 튼튼하면 소변의 양과 횟수가 안정적으로 유지되지만, 기름진 음식이나 찬 음식, 과식이 반복되면 쉽게 지쳐서 습기가 쌓이게 되고, 소변이 탁해지거나 자주 보는 증상이 생길 수 있습니다.

폐장肺臟 역시 호흡과 땀을 통해 수분을 내보내는 장기입니다. 폐의 기운이 부족하면 땀이나 호흡으로 빠져나가야 할 물이 잘 배출되지 못하고 소변 쪽으로 몰리게 됩니다. 실제로 연구에 따르면 소변으로 빠져나가는 양의 반절 정도가 호흡으로 배출이 되고, 운동을 많이 하는 운동선수는 소변보다 땀으로 많이 배출된다고 합니다. 폐의 기운이 약해지면 호흡과 땀으로 수분의 배출이 어려워지기 때문에 잦은 소변이나 야간뇨로 이어지기 쉽습니다.

방광허한증은 방광이 허약하고 차가워진 상태를 말합니다. 원래 명문命門의 화火 기운이 방광을 데워야 방광 안의 소변을 따뜻하게 유지하면서 잡아 둘 수 있습니다. 그런데 명문의 화가 약해지면 소변을 데우는 힘이 약해지고 자꾸 흘러나와서 자주 화장실에 가게 됩니다.

결국 야간뇨와 요실금은 방광이나 신장 문제만으로 생기는 게 아니라 간, 비장, 폐 같은 다른 장기의 기능이 서로 영향을 주고받는 과정에서 나타나는 증상입니다. 몸 전체의 균형을 맞추어 오장육부와 전신의 상태가 조화롭게 되면, 밤에 소변 문제로 자꾸 깨거나 소변 조절이 어려운 증상도 한결 줄어들게 됩니다.

침 치료와 자하거 약침 치료

혈자리를 자극하면 기혈 순환을 도와 방광과 신장의 기능을 회복시킵니다. 약침 치료를 병행하면 염증을 줄이고 신경을 보호하는 효과를 얻을 수 있습니다. 특히 자하거 약침 치료는 조직 재생과 항염 작용이 뛰어나기 때문에 약해지고 손상된 방광 주변 근육과 인대 등의 조직을 회복시켜 방광 기능을 개선하는 데 도움이 됩니다.

다음은 야간뇨와 요실금, 방광염, 과민성 방광 등 방광 증상을 완화하는 데 효과적인 혈자리로 평소에 지압을 하거나 마사지를 해주면 증상 개선에 도움이 될 수 있습니다.

곡골曲骨은 '구부러진 뼈'라는 뜻을 가지고 있습니다. 아랫배 중심에서 가장 아래쪽에 있는 혈자리로 치골 결합 위쪽 배꼽 쪽으로 손가락 두 마디 정도 위에 위치하는데, 이 부위가 약간 구부러져 있기 때문에 곡골이라는 이름이 붙었습니다. 방광 기능과 직접적으로 관련이 있어서 야간뇨, 요실금, 소변을 자주 보는 증상 개선에 효과가 있습니다.

중극中極은 배꼽과 치골 결합 사이의 정중앙에 위치해 있습니다. 방광의 기운을 조절하는 중요한 혈자리로 '가운데에 있는 극혈'이라는 뜻을 가지고 있습니다. 요실금, 방광염 같은 증상과 함께 하복부의 혈액순환을 돕기 때문에 하체가 차거나 아랫배가 냉한 사람, 생리불순에도 활용됩니다.

기해氣海는 배꼽에서 아래로 손가락 두 마디 정도 내려간 곳에 위치합니다. '기운의 바다'라는 뜻으로 몸의 에너지가 모이고 저장되는 곳이라서 기운이 약한 사람들에게 중요한 혈자리입니다. 소변을 자주 보는 증상과 야간뇨뿐만 아니라 손발이 차거나 피로를 쉽게 느끼는 사람들에게도 활용됩니다.

횡골橫骨은 족소음신경의 혈자리로, '가로로 뻗은 뼈'라는 뜻입니다. 치골 결합 바로 위쪽 가운데에서 양측으로 손가락 한 마디 정도 떨어져 있습니다. 방광과 생식기의 경계를 조절하는 역할을 해서 야간뇨, 요실금, 냉대하 등 비뇨생식기 질환에 활용됩니다.

한약 치료

야간뇨와 요실금, 소변빈삭 등의 배뇨 문제가 있을 때 한의학에서는 신장, 비장, 폐, 방광의 기운과 관련지어 보고, 간신음허증肝腎陰虛證, 비폐기허증脾肺氣虛證, 방광허한증膀胱虛寒證 등 증상과 체질 몸 상태에 따라 진단하고 처방합니다. 대표적인 처방으로는 육미지황환, 보중익기탕, 팔미지황환 등이 있습니다.

'육미지황환'은 이름 그대로 여섯 가지 약재가 조화를 이루어, 간장과 신장의 음기를 보하고 몸의 수분 대사를 조절해주는 한약 처방입니다. 한의학에서 신장은 단순히 소변을 만드는 장기가 아니라, 선천적으로 부모님께 물려받은 정기와 수분 대사를 관장하는 '생명의 근원'으로 여겨집니다. 신장의 기운이 약해지면 쉽게 피로해지고, 허리나 무릎이 시큰거리거나, 밤에 자주 깨는 증상, 소변을 자주 보게 되는 증상 등이 함께 나타나게 됩니다. 특히 갱년기 여성이나 체력이 떨어지는 노년층에서 이런 증상들이 자주 보입니다.

이럴 때 육미지황환은 간장과 신장의 음기를 보충해 주면서, 몸 안에서 꼭 지켜야 할 진액은 채워주고, 불필요한 열기나 노폐물은 부드럽게 배출되도록 도와줍니다. 간신음허증肝腎陰虛證으로 몸의 진액이 마르고 열은 속에 몰려 있는 '음허화왕' 체질의 분들에게 잘 맞습니다.

숙지황은 신장의 정기를 북돋아주는 역할을 하며, 만성적인 피로감이나 기운 부족에 도움을 줍니다. 산수유의 시큼한 맛은 수렴을 도와 땀이나 소변처럼 몸 밖으로 빠져나가려는 기운을 잡아주어 소변이 새는 증상에 도움을 줍니다. 산약은 비위와 신장을 함께 보하면서 전반적인 기력을 채워줍니다. 세 약재는 몸을 안에서 단단하게 다져주는 역할을 합니다.

반면 택사, 복령, 목단피는 몸에 쌓인 불필요한 수분과 노폐물, 열을 조절해주는 역할을 합니다. 택사는 몸속에 고여 있는 수분을 소변으로 배출시켜주고, 복령은 비장을 튼튼하게 하며 심신을 안정시키면서 몸에 고여 있는 수분과 노폐물인 담음을 배출하는 데 도움을 줍니다. 목단피는 어혈을 풀어 혈액을 맑게 하고 염증을 가라앉혀 체내에 울체된 혈열 血熱과 음허발열(陰虛發熱, 기운이 없을때 나는 열)을 완화시키며, 열을 식혀주는 효과가 있습니다.

이런 배합 덕분에 육미지황환은 삼보삼사 三補三瀉 하는 한약이라고 불립니다. 세 가지 채워주는 것과 세 가지 줄여주는 것의 균형을 맞춘 것입니다. 보하면서도 막히지 않게 내보내주고, 따뜻하게 하면서도 과열되지 않게 해주는 균형 잡힌 처방입니다.

'보중익기탕'은 이름 그대로 중초 中焦인 비위 脾胃를 보하고, 기운 氣運을 북돋아주는 한약입니다. 비위는 단순히 소화기관을 넘어, 우리 몸의 기운을 생성하고 기운을 위로 끌어올리는 중심축 같은 역할을 합니다. 또 비장은 폐장과도 밀접한 연관이 있어, 함께 기운을 순환시키고 몸속 수분 대사를 조절합니다.

이 두 장부의 기운이 약해지면 몸의 중심이 무너진 듯한 피로감과 무력감이 이어집니다. 소변을 조절하는 기운인 기화 작용이 저하되어, 소변을 자주 보면서도 시원하지 않은 느낌과 야간뇨, 요실금과 같은 증상도 생기게 됩니다.

대표 약재인 황기는 비폐의 기운을 돕고 기허로 수분이 정체된 것을 개선하고, 불필요한 수분과 부기를 제거합니다. 인삼은 원기를 크게 보하고 비폐의 기운을 끌어올려 몸의 전반적인 기운을 북돋아줍니다. 여기에 백출, 감초, 당귀, 진피, 승마 시호 등의 약재들이 비위 기능을 강화하고 기혈의 순환을 함께 도우면서 처진 기운을 끌어올려, 기운이 떨어져 소변을 자주 보는 요실금과 야간뇨 증상을 치료하는 데 좋습니다.

'팔미지황환'은 육미지황환에 몸을 따뜻하게 하는 부자附子와 계지桂枝가 더해져, 신장의 음기뿐 아니라 양기까지 함께 보충해주는 보나 강한 작용의 처방입니다. 기본적으로 육미지황환이 몸속의 진액을 채우고 불필요한 열과 수분을 조절하는 데 초점이 맞춰져 있다면, 팔미지황환은 여기에 따뜻한 기운을 더해 신장의 기운을 더욱 든든하게 북돋아주는 처방입니다.

신장의 음기와 양기는 서로 균형을 이루어야 하는데 나이가 들거나 체력이 떨어지면 양기가 약해지기 쉽습니다. 몸을 따뜻하게 데워주는 양기가 부족해지면 손발이 쉽게 차가워지고, 허리나 무릎이 시큰거리며, 피로감과 함께 소변을 자주 보거나 참기 어려운 증상이 나타납니다. 부자는 강력하게 양기를 북돋우는 약재로, 특히 신장의 냉기를 풀어주는 데 쓰입니다. 계지는 몸 안의 기운을 잘 돌게 하면서 말초 순환을 촉진시켜, 손발이 차고 기력이 떨어지는 체질을 보강하게 됩니다.

| 7 |
야간뇨와 요실금 태반 치료 사례

태반 치료 사례 1

"친구들과 웃고 떠들다가도 가슴이 철렁 내려앉았어요."

60대 중반의 여성 환자분이셨습니다. 유쾌하고 활발한 성격으로 친구들과의 모임이나 여행을 즐기셨고, 저녁에는 반주 한두 잔 곁들이는 것을 삶의 낙으로 여기셨죠. 그런데 1년 전부터 밤에 자다가 소변 때문에 서너 번씩 깨는 일이 잦아졌다고 합니다. 처음에는 '나이 탓이겠지, 술을 마셔서 그런가 보다.' 하고 대수롭지 않게 넘기셨다고 합니다.

하지만 증상은 점점 심해졌습니다. 밤잠을 설치니 낮에는 늘 피곤하고 기운이 없어 활기찼던 예전의 모습을 잃어갔습니다. 더 큰 문제는 친구들과 한참 신나게 웃고 떠들 때, 재채기를 할 때 자신도 모르게 소변이 '찔끔' 새어 나오는 일이 반복되셨다고 합니다. 언제 샐지 모른다는 불안감에 외출 전에는 물 마시는 것조차 조심하게 되고, 소변을 참는 것도 힘들어서, 버스를 타고 멀리 가는 것도 불안해져서 좋아하는 여행과 모임도 하나둘 피하게 되셨다며 속상한 마음을 털어놓으셨습니다.

진찰해보니, 환자분은 오랜 세월 누적된 피로와 노화로 인해 신장의 기능이 떨어지고 방광이 차가워진 '신방광허한증腎膀胱虛寒證' 상태였습니다. 우리 몸의 수분 대사를 주관하는 신장의 기운이 약해지고, 소변을 저장하는 방광의 힘이 부족해지면서 야간뇨와 요실금이 함께 나타난 것이죠. 특히 즐겨 드시던 술은 방광을 자극하고 몸에 불필요한 습기를 만들어 증상을 악화시키는 요인이 되었습니다.

우선, 약해진 방광과 요도 주변의 조직 기능을 회복하고 강화하기 위해 자하거 약침 치료를 시행했습니다. 태반에서 추출한 자하거 약침은 세포 재생을 돕고 염증을 줄여주어, 탄력을 잃은 방광과 요도 괄약근의 기능을 되찾는 데 핵심적인 역할을 합니다. 이와 함께 아랫배의 기혈 순환을 돕고 방광을 따뜻하게 해주는 중극中極, 기해氣海 혈자리에 침 치료를 병행했습니다.

또한, 신장의 양기를 보충하여 몸의 근본적인 에너지를 채워주는 팔미지황환을 처방했습니다. 생활습관에도 개선이 필요했습니다. 저녁 7시 이후에는 수분 섭취를 줄이고, 증상이 개선될 때까지는 술과 커피를 멀리하시도록 권해드렸습니다. 더불어 매일 꾸준히 케겔 운동을 실천하여 골반저 근육을 단련하도록 안내해 드렸습니다.

환자분은 다시 예전의 활기찬 삶을 되찾고 싶다는 마음으로 치료에 정말 열심히 임해주셨습니다. 주 2회, 꾸준히 한달 동안 치료를 받으시면서 놀라운 변화가 나타났습니다. 밤에 깨는 횟수가 3~4번에서 1번으로 크게 줄었고, 낮 동안의 피로감도 눈에 띄게 사라졌습니다. 무엇보다 기침하거나 웃을 때 소변이 새는 증상이 거의 없어지면서 자신감을 되찾으셨습니다.

얼마 전 환하게 웃으며 진료실에 들어오신 환자분은 이렇게 말씀하셨습니다.

"요즘엔 밤에 깨는 일도 거의 없고, 친구들 만나서 실컷 웃어도 걱정

없어요. 다시 사는 것 같아요! 원장님 덕분에 좋아하던 여행 계획도 다시 세우고 있어요."

야간뇨와 요실금은 더 이상 숨기거나 참아야 하는 노화 현상이 아닙니다. 몸이 보내는 신호에 귀 기울이고, 환자분의 상태에 맞는 올바른 치료와 생활습관 관리를 병행한다면 얼마든지 건강하고 자신감 있는 삶을 되찾을 수 있습니다. 지금 이 순간에도 환자분은 꾸준한 자기 관리와 함께 활기찬 제2의 인생을 즐기고 계십니다.

태반 치료 사례 2

"밤에 7번씩 깨서 화장실을 다녔는데, 이젠 한두 번이면 끝나요. 정말 젊어진 기분이에요."

70대 후반의 여성 환자분이셨습니다. 푸근한 인상에 먹는 것을 좋아하시는 전형적인 태음인太陰人 체질로, 평소 맛있는 음식을 찾아다니는 것이 삶의 낙이라고 하셨습니다. 하지만 불어난 체중과 부족한 운동량 탓에 몇 년 전부터 무릎 관절염이 심해져 걷는 것조차 힘들어지셨다며 한방병원을 찾아오셨습니다.

처음 내원하셨을 때는 절뚝거리면서 걸어야 할 정도로 지팡이 없이는 정상적인 보행을 하기 어려운 상태였습니다. 그런데 진맥을 해 보니 단순히 무릎만의 문제가 아니었습니다. 간장과 신장의 음액이 부족해져 발생하는 '간신음허증肝腎陰虛證'이 나타나고 있었습니다. 이는 우리 몸의 진액津液이 마르고, 뼈와 관절, 그리고 비뇨생식기 계통의 기능도 함께 약해진 상태를 의미합니다.

"요즘 혹시 밤에 자주 깨시거나, 소변 때문에 불편하신 점 없으셨어요?"

"아유 원장님, 그걸 어떻게 아셨어요? 밤마다 6~7번은 화장실 다녀요. 자다가 깨다 보니 깊이 잠들지도 못하고, 낮에는 정신이 하나도 없어요. 요즘은 소변을 다 본 것 같은데도 뭔가 남은 느낌이 자꾸 들어요."

또한 환자분은 기침만 해도 소변이 새는 요실금 증상 때문에 외출은 꿈도 못 꾼 지 오래라고 털어놓으셨습니다.

사실 많은 분들이 무릎 관절염이나 허리 통증으로 병원을 찾으시지만, 진찰을 해 보면 방광의 기능도 함께 약해진 경우가 많습니다.

간신음허증肝腎陰虛證으로 신장과 방광의 기운이 함께 허약해지면, 방광이 소변을 따뜻하게 데우고 저장할 힘이 부족해지고, 골반저근육과 요도괄약근이 약해져 소변을 자주 보고 참기 힘들게 되는 것입니다. 환자분께 무릎 통증과 야간뇨, 요실금의 원인이 결국 하나로 연결되어 있음을 설명해 드렸고, 무릎 치료와 함께 방광 기능을 강화하는 치료를 병행하기로 했습니다.

가장 먼저 간신肝腎의 부족한 음액을 보충하고 뼈와 근육을 강화하기 위해, 대표적인 보음補陰 처방인 육미지황탕에 자하거를 더한 한약을 처방했습니다. 이와 함께, 자하거 약침을 이용해 방광과 직접적으로 연결된 경혈인 곡골, 중극, 관원과 무릎 주변 통증 부위의 혈자리인 학정, 슬안, 양릉천, 음릉천에 직접 주입하는 치료를 시작했습니다. 자하거 약침은 강력한 세포 재생 및 항염증 효과로 손상된 조직의 회복을 돕고, 방광의 탄력을 되찾아주는 데 탁월한 효과를 보입니다.

환자분께서는 반신반의하면서도 치료에 성실히 임해주셨습니다. 입원 기간 동안 하루 2차례 침 치료와 약침 치료를 받으시고, 처방해 드린 한약을 꾸준히 복용하셨습니다. 놀라운 변화는 예상보다 빨리 찾아왔습니다. 자하거 약침 치료를 6회 정도 진행했을 때, 밤에 깨는 횟수가 7번에서 1~2번으로 눈에 띄게 줄었습니다. 소변을 봐도 개운치 않던 잔뇨감도 사라졌고, 자신도 모르게 새어 나오던 소변의 횟수도 크게 줄었습니다.

퇴원 이후에도 외래치료를 두 달간 받으셨습니다. 치료가 끝날 무렵, 환자분은 지팡이 없이도 한결 가벼워진 걸음걸이로 진료실에 들어오셨습니다. 환하게 웃으시는 얼굴에서 예전의 고통은 찾아볼 수 없었습니다.

"밤에 푹 자니까 무릎 아픈 것도 덜한 것 같아요. 소변 걱정이 없어지니 마음이 편안해져서 그런지 몸이 다시 젊어지는 기분이에요. 이제는 친구들과 가까운 곳에 나들이 갈 자신도 생겼어요. 원장님, 정말 감사합니다."

무릎 통증으로 시작된 치료가 삶의 질을 떨어뜨렸던 야간뇨와 요실금 문제까지 해결하며 환자분께 '편안한 밤'과 '자신감 있는 낮'을 되찾아

드린 소중한 사례였습니다. 이처럼 우리 몸은 서로 긴밀하게 연결되어 있으며, 눈에 보이는 증상 너머의 근본 원인을 찾아 치료할 때 진정한 건강을 회복할 수 있습니다. 환자분은 현재 꾸준한 관리와 함께 건강한 노년을 즐기고 계십니다.

| 8 |
자하거는 차가운 체질과 뜨거운 체질 중 어떤 체질에 더 잘 맞을까요?

자하거, 즉 태반은 한의학에서 따뜻한 성질을 가진 약재로 분류됩니다. 따라서 일반적으로 몸에 열이 많은 사람보다는, 몸이 차고 추위를 많이 타는 사람, 특히 손발이 차거나 아랫배가 냉한 체질에 더 잘 맞는 것으로 알려져 있습니다. 태반은 아미노산, 효소, 비타민, 성장인자 등 다양한 생리활성 성분을 함유하고 있어 세포 대사를 활성화하고 혈액순환을 개선하는 데 도움이 됩니다. 그 결과 체온 유지에 기여하며, 면역력을 높이고 피로 회복이나 전반적인 신체 기능 강화에 효과를 보일 수 있습니다.

면역세포를 자극하는 성장인자와 항산화 물질도 풍부하게 들어 있습니다. 염증 반응을 줄이고 미토콘드리아 기능을 활성화시켜 열 생산 능력을 높이는 데 긍정적인 작용합니다. 따라서 말초 혈류를 개선하고 손발 냉증이나 냉한 체질을 개선하는 데 도움을 줍니다.

한의학에서는 열이 많아 보이는 사람이라도, 그 열이 '실열實熱'인지, '허열虛熱'인지 구별하는 것이 정말 중요합니다. '실열'은 말 그대로 몸 안에 '진짜 열'이 과도하게 쌓인 상태를 말합니다. 염증이 심하거나, 갈증이 심하고, 얼굴이 자주 붉어지며, 변비나 불면 증상이 동반되는 경우가 이에 해당합니다. 이런 실열 상태에서는 자하거처럼 따뜻한 성질의 보약이 오히려 열을 더 높여 증상을 악화시킬 수 있으므로 주의해야 합니다.

반면 '허열'은 몸속의 기혈氣血이나 음액陰液이 부족해서 생기는 '가짜 열'입니다. 주로 오후나 밤이 되면 미열이 나거나 손과 발바닥이 화끈거리고, 식은땀이 나며 쉽게 피로를 느끼는 경우가 여기에 해당하지요. 이런 허열 상태에서는 자하거가 기혈을 보충하고 몸을 따뜻하게 하면서, 부족해서 생긴 허열을 자연스럽게 가라앉히는 데 도움이 될 수 있습니다.

따라서 자하거는 단순히 몸을 덥게 만드는 보약이 아니라, 전반적인 기력 회복과 대사 조절, 면역 강화, 그리고 체질 개선을 돕는 약재라고 할 수 있습니다. 다만, 자하거를 복용하기 전에는 자신의 체질이 실열형인지, 허열형인지, 또는 냉증이 동반된 상태인지 정확히 파악하는 것이 중요합니다. 이를 위해서는 반드시 전문가의 진단을 받는 것이 바람직합니다.

| 4장 |

허리디스크와 태반 요법

―― | 1 | ――

척추 질환은 무엇인가요?

척추 질환의 역사

40~50대가 되면서 허리 통증을 호소하는 분들이 많습니다. 나이가 들면서 다양한 질환이 발생하지만, 특히 척추 질환은 움직임을 제한해 일상생활에 큰 불편을 주게 됩니다. 오래 앉아 있기도 서 있기도 힘들고 오래 걷거나 물건을 들기도 어려워지기 때문입니다. 척추가 약해지면서 발생하는 통증은 삶의 질을 떨어뜨리기에 방치하기 어려운 문제입니다.

역사적으로도 많은 사람들이 척추 질환으로 인한 아픔을 피해 가지 못한 것으로 보입니다. 『황제내경』에도 척추 질환에 대한 기록이 남아 있습니다.

"기혈불화, 즉 요척산통氣血不和, 則腰脊酸痛"이라고 하여 기혈이 조화롭지 못하면 허리와 척추의 통증이 발생한다고 말합니다. 나이가 들면서, 움직임이 줄고, 규칙적인 운동을 하지 않으면 우리 몸의 기혈 순환이 줄면서 척추에 통증이 발생하는 것입니다.

서양에서도 척추 질환에 관한 기록들이 남아 있습니다. 기원전 2600년경 이집트에서는 목디스크 환자의 목을 고정시키고 꿀을 발라 치료한 기록이 있습니다. 기원전 5세기경 그리스의 의사 히포크라테스는 척추의 중요성을 강조하며 환자에게 부목을 사용한 교정과 환자를 거꾸로 매달아서 척추를 원래 자리로 되돌려주는 방법을 시도했다고 합니다. 이렇듯 인류는 동서양을 막론하고 오랜 시간 동안 척추와 관련된 병으로 고통받아왔습니다.

척추는 어떻게 구분될까요?

척추는 몸을 지탱하는 기둥이라고 할 수 있습니다. 목에서 시작해 등과 허리를 지나 골반, 꼬리뼈까지 이어지는 이 뼈의 줄기는 우리 몸의 균형을 잡고 지지하는 데 매우 중요한 역할을 합니다. 척추는 총 33개의 뼈로 이루어져 있습니다. 이 중 24개는 이동 가능한 척추뼈(경추 7개, 흉추 12개, 요추 5개)이며, 나머지 9개는 고정된 뼈로 이루어진 천추(5개)와 미추(4개)입니다. 각 뼈 사이에는 23개의 추간판이 존재합니다. 이 추간판은 디스크라고도 불리며, 척추 뼈와 뼈를 연결해 주면서 움직임에 따른 압력과 충격을 흡수하고 분산시키는 완충 장치의 역할을 합니다. 마치 쿠션과 같은 역할을 해주는 덕분에 우리의 척추는 유연성과 안정성을 유지하여 다양한 움직임이 가능한 것입니다.

척추는 중추신경계의 핵심 요소인 척수를 보호하는 중요한 역할을 합니다. 척수는 뇌와 우리 몸의 여러 부분을 연결하여, 온도, 촉각, 통증 등의 감각 정보를 뇌로 전달하고, 뇌의 명령을 팔다리와 같은 신체의 말초기관으로 보내는 역할을 합니다.

뜨거운 물체에 손을 대었을 때 즉시 손을 떼는 반응이 나타나는데, 이런 반응은 척수를 통해 빠르게 이루어지며, 뇌는 "뜨겁다!"라는 신호를 보냅니다. 만약 척수가 손상되어 감각이 둔해지거나 마비가 되었다면, 이러한 신호 전달이 제대로 이루어지지 않아 화상을 입게 될 것입니다.

척추는 이러한 척수를 감싸고 보호합니다. 척추의 각 뼈는 척수를 안전하게 보호하면서도 유연성을 제공하여 우리가 자유롭게 움직일 수 있도록 돕습니다. 척추에 문제가 생겨 척수가 손상되면 몸의 움직임이 제한될 수 있습니다. 따라서 척추 건강을 지키는 것은 단순히 허리 통증을 예방하는 것을 넘어, 전체적인 신경계의 건강을 유지하는 데 매우 중요합니다.

왜 나이가 들수록 척추 질환이 생길까요?

나이를 먹을수록 얼굴에 주름이 생기듯, 척추와 추간판도 서서히 노화가 진행됩니다. 퇴행성 변화로 인해 척추 관절이 변형되고, 척추 주변 인대가 두꺼워지며, 주변 연부조직에 염증이 생기면서 협착증이 발생해 허리 통증이 나타나게 됩니다. 또한 추간판의 수분이 줄어들고 탄력이 감소하면 퇴행성 디스크가 생깁니다.

특히 60대 이상의 고령층에서 척추 질환이 급격히 증가하고 있습니다. 건강보험심사평가원 자료에 따르면, 2021년 기준으로 척추 질환 환자 수는 약 1,131만 명에 달한다고 합니다. 이는 전체 인구의 약 22%에 해당하며, 10년 전과 비교해 상당한 증가세를 보이고 있습니다. 특히, 퇴행성 척추 질환의 발생 비율은 60대 이상에서 매우 높습니다. 2021년의 척추관 협착증 환자 중 50대 이상이 전체의 93%를 차지했습니다. 연령대별로 나누어 살펴보면, 60대가 30.8%(55만 4,551명), 70대 환자가 전체의 31.4%(56만 5,096명)로 가장 많았고, 80세 이상이 17.5%(31만 4,544명)로 나타났습니다. 이러한 추세는 고령화 사회의 자연스러운 현상으로, 노화 과정에서 척추와 주변 조직이 퇴행성 변화를 일으키면서 발생하는 것입니다. 따라서 40대 50대에 척추 질환을 예방하기 위한 노력을 하지 않으면 60대 이후에 퇴행성 척추 질환을 겪게 될 가능성이 높아집니다.

2

허리디스크의 원인은 무엇인가요?

요추 추간판 탈출증은 척추뼈 사이에 있는 추간판이 손상되어 안쪽의 수핵이 빠져나와 신경을 압박하는 질환으로 흔히 '허리디스크'라고 불립니다.

좀 더 구체적으로 살펴보면, 추간판은 크게 두 부분으로 나뉩니다. 가운데 위치한 '수핵'과 이를 둘러싸고 있는 '섬유륜'입니다. 수핵은 젤리처럼 생긴 부드러운 조직으로 충격을 흡수하는 쿠션 역할을 합니다. 이 수핵은 물기가 많고 탄력이 뛰어난 물질들로 구성되어 있어서, 척추에 가해지는 압력을 골고루 분산시켜 줍니다.

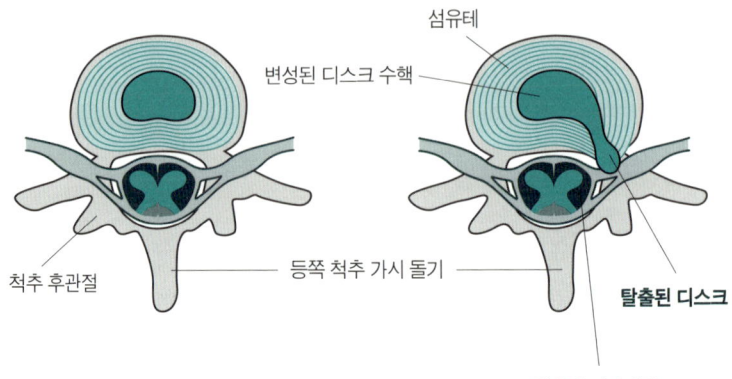

수핵 주변을 감싸고 있는 섬유륜은 마치 양파의 껍질처럼 여러 겹으로 겹쳐진 단단한 조직입니다. 이 섬유륜은 가운데 있는 수핵이 밖으로 튀어나오지 않도록 보호하고, 디스크 전체의 모양을 잡아주는 역할을 합니다. 섬유륜은 수핵과 함께 움직이면서 우리 몸이 자유롭게 구부리고 펴는 동작을 할 수 있게 도와줍니다.

이처럼 수핵과 섬유륜으로 이루어진 추간판은 중요한 완충장치로 쿠션처럼 충격을 흡수하고, 우리 몸이 자유롭게 움직일 수 있도록 돕는 역할을 합니다.

20~30대 여성분들에 비해 40~50대 여성분들은 갱년기 이후 호르몬 변화에 따라 골밀도가 20~30%가량 줄어듭니다. 이에 뼈가 약해져 골다공증 등에 취약하게 되고 허리가 약해집니다. 그런데 나이가 들면서 뱃살이 찌고 허리둘레와 몸무게가 더 많이 늘어나기 때문에 요추 추간판 탈출증이 쉽게 생기게 됩니다. 실제로 50대 여성들의 요추 추간판 탈출증 유병률은 20대 여성에 비해 약 5.7배가량 높게 나타나고 있습니다.

〈여성의 나이별 허리둘레 평균〉

20대: 70cm(28인치)

30대: 74.6cm(29.8인치)

40대: 77.6cm(31인치)

50대: 83cm(33.2인치)

〈여성의 나이별 몸무게 평균〉

20대: 52.9kg

30대: 55.1kg

40대: 57kg

50대: 59.5kg

요추 추간판 탈출증을 앓고 계신 분들은 종종 특정 순간이나 요인을 원인으로 지목하곤 합니다.

"무거운 물건을 옮기다가 디스크가 생겼어요."
"허리를 돌리다가 갑자기 아프더니 디스크가 터졌어요."

하지만 실제로 허리디스크의 발생 원인은 매우 다양합니다.

1) 노화에 따른 변화

허리디스크 발생의 가장 큰 요인은 바로 나이 들면서 일어나는 신체적 변화입니다. 나이가 들수록 뼈와 근육이 점점 약해지게 되고, 디스크를 구성하는 프로테오글리칸과 콜라겐이 줄어들면서 수분 함유 능력이 저하됩니다. 이에 따라 디스크의 탄력성이 감소하고 섬유화 현상이 일어나게 됩니다. 또한 섬유륜의 균열이 증가하여 디스크의 안정성이 떨어지며, 연골종판의 수분 손실과 석회화도 문제가 됩니다. 결과적으로 디스크에 공급되는 영양이 원활하지 않아 퇴행성 변화가 가속화되는 것입니다.

2) 잘못된 자세와 동작

허리디스크를 유발하는 또 다른 주요 요인은 잘못된 자세와 동작입니다. 장시간 앉거나 서 있는 자세는 척추와 디스크에 과도한 압박을 가합니다. 특히 엉덩이와 등을 의자에 제대로 받치지 않고 앉거나, 구부정한 자세를 취하는 경우 그 압력이 더욱 커집니다. 연구에 따르면 앉은 자세가 선 자세에 비해 디스크에 40~90% 더 높은 압력을 가한다고 합니다.

디스크를 감싸고 있는 섬유륜 구조 또한 문제가 됩니다. 이 섬유들은 교차된 방향으로 배열되어 압력과 회전력을 분산시키는데, 허리를 반복적으로 구부리거나 비트는 동작을 취하면 특정 섬유층에 지속적인 스트레스가 가해져 섬유가 약해지게 됩니다.

무거운 물건을 들 때의 자세도 영향을 끼칩니다. 허리를 구부리는 대신 무릎을 굽혀 다리 근육을 사용하여 들어 올리는 것이 디스크에 가해지는 압력을 크게 줄일 수 있습니다. 허리를 구부리면 디스크에 가해지는 압력이 2~3배 증가할 수 있기 때문입니다.

엎드려 자는 습관 역시 척추와 관절에 무리를 줄 수 있습니다. 엎드린 자세에서는 허리가 과도하게 뒤로 젖혀지게 되어 문제가 발생하게 됩니다. 따라서 바로 누워서 자거나, 필요시 배와 다리에 쿠션을 받치는 것이 도움이 됩니다.

이렇듯 우리가 일상적으로 취하는 자세와 동작 패턴이 복합적으로 작용하여 허리디스크를 유발합니다

3) 비만

비만과 과체중 또한 허리디스크를 유발하는 주요 요인입니다. 체질량지수(BMI 수치)가 25 이상으로 비만인 사람들은 체질량지수가 18.5~22.9로 정상 체중인 사람들에 비해 허리디스크 발병 위험이 약 1.5~2배가량 높습니다.

복부비만이 심해질수록 몸의 무게 중심이 앞으로 쏠리게 되고, 이로 인해 척추 전만이 유발되면서 요추에 가해지는 부담이 더욱 커지게 됩니다. 또한 비만 환자들은 활동량과 운동량이 적어 근력이 약화되어 허리디스크의 위험이 높아지게 됩니다.

체중 1kg 감소 시 약 4~5kg 정도의 허리 압력이 줄어드는 것으로 알려져 있습니다. 따라서 체중을 5kg만 줄여도 허리에 가해지는 압력이 20~25kg 정도 감소하는 효과를 볼 수 있습니다. 특히 앉은 자세에서는 서 있을 때보다 허리 압력이 약 1.5배 더 높기 때문에, 5kg 감량 시 앉은 자세에서는 약 30~37kg 정도의 압력 감소 효과가 있습니다. 따라서 허

리디스크 환자분들께서는 지금부터라도 체중 감량과 운동을 통해 허리에 가해지는 부담을 줄이는 것이 중요합니다.

분류	BMI
저체중	18.5 미만
정상 체중	18.5 이상~22.9 이하
과체중	23 이상~24.9 이하
비만	25 이상~29.9 이하
고도비만	30 이상

4) 가족력과 유전적 요인

캐나다 앨버타 대학교의 연구에 따르면, 허리디스크 퇴행에 미치는 요인 중 유전적 요인이 43%나 차지하는 것으로 나타났습니다. 이는 나이와 허리 사용량이 약 11% 정도 영향을 미치는 것에 비해 훨씬 큰 비중입니다. 즉, 우리가 타고난 유전적 특성이 허리디스크 발병에 결정적인 영향을 끼치고 있는 것입니다.

척추와 디스크의 크기, 골밀도, 신경통로의 모양 등은 모두 유전에 의해 결정됩니다. 이런 유전적 요인들이 허리디스크의 발병과 진행 과정에 큰 역할을 하는 것입니다. 유전적 요인뿐만 아니라 생활습관적인 측면에서도 그 이유를 찾을 수 있습니다.

가족 구성원들이 함께 비만한 경우가 대표적입니다. 가족들이 함께 섭취하는 음식의 종류와 양, 운동 부족 등의 생활 패턴이 유사해지면서 가족 전체가 비만해질 가능성이 커집니다. 그리고 이는 곧바로 허리디스크 발병의 위험으로 이어지게 됩니다.

그러므로 허리디스크 예방을 위해서는 유전적 요인과 가족력을 고려해야 합니다. 어려서부터 올바른 자세와 운동, 식습관과 같은 건강한 생활습관을 기르는 것이 중요하며, 가족 모두가 함께 노력해야 합니다.

5) 다양한 원인들
허리디스크는 다양한 요인들이 복합적으로 작용하여 발생하는 경우가 많습니다. 그중에서도 흡연과 교통사고 같은 외부 충격도 중요한 원인 중 하나입니다.

흡연은 혈액순환을 방해하여 추간판에 영양소와 산소의 공급을 저하시킵니다. 이는 추간판의 노화와 퇴행을 가속화합니다. 연구에 따르면, 흡연자의 경우 비흡연자에 비해 허리디스크 위험이 2배가량 늘어나게 됩니다.

또한 교통사고는 허리 주변의 근육과 인대, 디스크에 강한 충격을 가해 손상을 입힐 수 있습니다. 기존에 허리디스크가 있는 경우 충격으로 인해 악화되기도 하고, 강한 충격이 디스크 섬유륜의 파열을 유발하여 수핵이 돌출하는 경우도 있습니다.

교통사고 후유증으로 사고 직후에는 통증이 없지만, 수일이 지난 후에 통증이 나타나는 경우도 많습니다. 이는 허리디스크로 발전할 수 있기 때문에 초기에 휴식을 취하면서 치료를 받는 것이 중요합니다.

── | 3 | ──

허리디스크, 수술이 필요할까요?

허리디스크는 대부분의 경우 수술 없이도 완치가 가능합니다. 하지만 일부 심각한 경우에는 수술을 고려해야 합니다.

첫째, 약물 치료에도 불구하고 극심한 통증이 지속될 때입니다. 참기 힘든 통증이 4~6주 이상 전혀 호전되지 않고 일상생활에 큰 지장을 준다면 수술을 검토합니다.

둘째, 신경 손상으로 인한 증상이 나타날 때입니다. 근력이 약화되어 갑자기 다리에 힘이 빠져 마비를 예방해야 하는 경우, 대소변 장애 또는 회음부의 감각 소실이 발생하면 신경이 심각하게 압박받고 있다는 신호입니다. 이러한 증상들은 영구적인 마비로 이어질 수 있기 때문에 신속한 수술이 필요합니다.

마지막으로, 6~12주간 다양한 보존적 치료를 열심히 받았음에도 불구하고 참기 힘든 통증이 차도 없이 지속될 때 수술을 고려할 수 있습니다.

수술이 정말 더 효과적일까요?

미국에서 진행한 대규모 임상 연구 '척추 환자의 치료 결과에 대한 연구'를 살펴보겠습니다. MRI 또는 CT 검사를 통해 요추 추간판 탈출증으로 진단받은 1,244명의 환자를 대상으로 수술적 치료 그룹과 비수술적 치료 그룹으로 나누어 4년간에 걸친 추적조사를 했습니다. 수술적 치료를 받은 환자들은 비수술적 치료를 받은 환자들에 비해 초기 2년 동안 통증 완화와 기능 회복에서 더 나은 결과를 보여주었습니다. 그러나 4년간 추적조사를 한 결과에 따르면, 수술 그룹과 비수술 그룹 간의 임상적 결과 차이는 점차 감소하는 경향을 보였고, 시간이 지남에 따라 두 그룹 간의 기능적 회복 정도와 통증 관리 및 활동 수준에서도 큰 차이가 나타나지 않았습니다.

| 4 |
허리디스크의 증상과 단계는 어떻게 될까요?

허리디스크의 증상은 무엇인가요?

허리디스크의 가장 흔한 증상은 허리와 엉덩이 부위에 나타나는 찌르는 듯한 날카로운 통증입니다. 이러한 통증은 가만히 있을 때도 지속될 수 있으며, 때로는 참기 힘들 정도로 심해질 수 있습니다.

특징적인 증상 중 하나는 다리로 내려가는 통증입니다. 추간판이 탈출하여 신경근을 압박하게 되면, 특정 신경근이 지배하는 분절에 전기가 통하는 것처럼 찌릿한 느낌이 들거나, 다리가 당기는 듯한 통증이 나타납니다. 또한 감각이 둔해지게 되고, 심한 경우 다리와 발에 힘이 빠지는 증상이 나타날 수 있습니다. 허리의 통증과 함께 다리의 위약감으로 걷는 것이 불편해지고, 근육이 줄어들면서 위축되는 증상이 발생하기도 합니다. 가장 심각한 증상으로는 대소변 조절이 어려워지는 증상입니다. 이러한 증상이 나타날 경우에는 응급 수술이 필요합니다.

허리디스크, 단계마다 얼마나 심각해질까요?

허리디스크는 MRI, CT와 같은 영상 검사를 하여 추간판의 손상 정도와 탈출 형태에 따라 4단계로 나뉩니다.

첫 번째 단계는 디스크 팽윤입니다. 이 단계에서는 추간판이 정상 범위 밖으로 둥그렇게 대칭적으로 3mm 이상 부풀어 나오지만, 아직 터지지는 않은 상태입니다. 이때는 통증이 없거나 허리에 띠를 두른 듯한 가벼운 통증만 있을 수 있습니다.

두 번째 단계는 디스크 돌출입니다. 이 단계에서는 추간판 수핵이 섬유륜을 뚫고 나왔지만, 아직 완전히 밖으로 나오지는 않은 상태입니다. 이때 다리로 내려가는 신경근이 눌리게 되면 허리 통증과 함께 다리가 당기고 저리는 통증이 나타날 수 있습니다. 또한 신경이 눌린 쪽 다리는 근력 저하와 근 위축이 발생하여 정상 쪽에 비해 다리가 가늘어지기도 하며, 감각 저하 증상도 함께 나타날 수 있습니다.

세 번째 단계는 디스크 탈출입니다. 이 단계에서는 추간판의 섬유륜이 완전히 찢어져서 수핵이 밖으로 밀려 나온 상태입니다. 이 경우 신경 압박이 더욱 심해져 허리와 다리의 통증이 더욱 심화됩니다. 다리가 저리고 아픈 증상과 근 위축 증상이 나타날 수 있으며, 심각한 경우 마비 증상이 발생할 수도 있습니다.

네 번째 단계는 디스크 박리입니다. 이 단계에서는 추간판이 완전히 파열되어 수핵의 일부가 분리되어 나온 상태입니다. 이때는 심한 다리 통증과 함께 대소변 장애, 마비 등의 증상이 나타날 수 있습니다. 이 단계에서는 즉각적인 수술 치료가 필요합니다.

요추 추간판 탈출증 진단을 위한 검사법

추간판 탈출증은 추간판의 손상 정도와 탈출 형태에 따라 분류됩니다. 이러한 단계 구분은 주로 MRI나 CT와 같은 영상 검사를 기반으로 이루어지는데, 영상 검사 결과가 환자의 증상과 항상 일치하는 것은 아닙니다. 그 이유는 추간판은 몸의 움직임에 따라 위치가 달라질 수 있기 때문입니다. 영상 검사는 누운 자세에서 진행되므로, 앉거나 서 있는 등 다른 자세에서 추간판의 위치가 영상에서 보이는 것과 달라질 가능성이 있습니다. 따라서 추간판 탈출증은 영상의학 검사, 이학적 검사, 그리고 환자가 호소하는 증상을 모두 종합적으로 고려하여 진단하고 치료해야 합니다. 검사의 종류는 다음과 같습니다.

하지 직거상 검사 SLR Test(Straight Leg Raise Test)

환자는 침대에 천정을 보고 바로 누워서 테스트를 받습니다. 검사자는 한 손을 무릎 위에 놓고 다른 손은 발목 뒤를 잡아 줍니다. 천천히 다리를 들어 올리며 통증이 발생하는 각도까지 진행합니다. 통증이 나타나는 각도에 따라 디스크와 관련된 신경근 이상 여부를 파악할 수 있습니다. 허리에서 종아리 발까지 통증이 퍼져 나가면 허리디스크를 추측할 수 있으며, 만약 허벅지 뒤쪽만 당기면 근육이 긴장된 것입니다.

발살바 검사(Valsalva Test)

환자를 의자에 앉힌 뒤 코와 입을 막고 화장실에서 배변을 볼 때처럼 아랫배에 힘을 주고 내쉬는 동작을 진행합니다. 흉부와 복부의 내부 압력을 증가시키는 테스트로 검사 시 허리와 다리 아래쪽으로 통증이 퍼져 나가는 경우 허리디스크를 의심해 볼 수 있습니다.

| 5 |
허리디스크가 있을 때 좋은 운동과 나쁜 운동

허리디스크 환자에게는 적절한 운동과 휴식이 모두 중요합니다. 통증이 심한 상태와 급성기에는 운동보다는 휴식이 필요합니다. 심한 통증이 개선되고, 급성기를 지난 뒤에는 규칙적인 운동을 통해 혈액순환을 도와 척추와 추간판에 영양공급을 돕고, 척추와 주변 근육을 강화하고, 적절한 스트레칭으로 유연성을 유지하는 것이 증상 완화와 재발 방지에 효과적입니다.

부상 방지와 호전을 위해서 운동 시작 전 충분한 스트레칭과 준비운동이 필요하며, 주치의와 운동전문가의 지도를 받고, 몸 상태에 맞는 운동을 병행하는 것이 중요합니다.

허리에 좋은 운동

허리디스크가 있는 경우 수영, 계단 오르기, 걷기와 같은 운동이 도움이 됩니다. 수영은 허리에 부담 없이 물 위에 떠서 전신의 근육을 활용하는 유산소 운동으로 디스크 질환 치료에 가장 중요한 체중 감량과 전신 근력 강화에 도움을 줍니다.

계단을 오르는 운동법은 허리디스크나 무릎 연골에 하중을 주지 않으면서 연골 건강에 가장 중요한 하체 근력과 장요근을 강화하는 효과가 있습니다. 그러나 계단을 내려가는 운동은 무릎 연골과 디스크에 압력을 주기 때문에 올라갈 때는 계단으로, 내려갈 때는 엘리베이터를 이용하는 반복 운동법을 추천합니다.

등산은 척추의 굴곡과 신전을 지속적으로 이루어주어 근력 발달에 도움이 됩니다. 특히 다리와 엉덩이, 척추 근육을 강화하여 만성 척추 질환에도 효과적입니다. 30분 이내 완만한 산책로부터 시작하는 게 좋습니다. 그러나 심한 허리디스크 환자라면 등산을 자제하는 것이 좋습니다. 통증이 발생하지 않는 범위에서의 운동 강도가 적당합니다.

허리에 부담이 없는 운동

허리에 부담이 가지 않는 운동에는 걷기 운동이 있습니다. 평지에서 걷는 운동은 허리에 힘이 많이 들어가지 않아 허리디스크 환자분들도 편하게 할 수 있습니다. 하지만 처음부터 너무 빠르게 걸어서 무리하면 오히려 허리에 부담이 갈 수 있습니다. 그래서 적당한 속도와 시간으로 천천히 걷는 것이 좋습니다. 우선 처음에는 5~10분 정도로 걷기를 시작하면서 점차 늘려나갑니다.

수영장에서 걷기도 좋습니다. 수영장에서는 물의 부력 덕분에 허리와 관절에 가해지는 압력이 줄어들어 안전하게 운동할 수 있습니다. 물속을 걸으면서 근육에 저항이 생기기 때문에 근력도 기를 수 있고, 척추와 주변 근육의 유연성도 향상시킬 수 있습니다.

허리에 부담이 되는 운동

허리디스크가 있다면 다음과 같은 운동은 허리 통증을 더 심하게 만들 수 있기 때문에 피하는 게 좋습니다.

먼저 오래 걷기와 달리기는 디스크에 지속적인 충격을 주어 추간판 탈출 증상을 악화시킬 수 있습니다. 통증이 있는데도 참고 장시간 걷는 것은 허리 근육과 디스크에 피로를 줄 수 있어 주의가 필요합니다. 또한 자전거 타기도 허리를 앞으로 구부리는 자세 때문에 추간판이 뒤쪽으로 빠져나오기 쉬워 좋지 않습니다. 자전거를 탄다고 하면 허리가 앞으로 숙여지지 않는 실내자전거를 타는 게 바람직합니다.

볼링과 골프도 허리를 한쪽으로 비틀거나 무거운 볼링공을 들어 올리는 동작이 반복되면서 디스크에 부담을 줄 수 있습니다. 특히 골프의 경우 강한 스윙이나 한쪽으로 빠르게 돌리는 무리한 자세가 추간판을 쥐어짜는 효과를 불러일으킬 수 있습니다. 그 외에도 배드민턴, 테니스, 탁구 등의 운동은 갑작스러운 방향 전환과 빠른 움직임으로 인해 무릎, 발목, 어깨, 허리 등에 무리를 줄 수 있습니다. 헬스를 할 때도 과도한 중량 운동이나 윗몸 일으키기 같은 동작은 허리에 압박을 가할 수 있으므로 주의해야 합니다.

― | 6 | ―

허리디스크의 한의학 치료

"치료를 받으면 튀어나온 디스크가 다시 들어가나요?"

허리 디스크 환자분들께서 가장 많이 물어보시는 질문 가운데 한 가지입니다. 주변에서 허리디스크 치료받고 좋아졌다고 하는 분들은 많은데, 실제로 튀어나온 디스크도 들어가는지 궁금하실 겁니다.

이 질문과 관련된 SCI급 저널에 발표된 국내 연구를 한번 살펴보겠습니다. 505명의 허리디스크 환자를 대상으로 한약과 침, 약침, 추나요법 등 통합적인 한의학 치료를 시행하였습니다. MRI, CT와 같은 영상의학 자료의 치료 전후를 비교한 결과 전체 환자 중 486명인 96.2%에서 디스크 흡수 현상을 관찰할 수 있었습니다. 통증 점수$^{Numeric\ Rating\ Scale,\ NRS}$는 초기 8.34점에서 1.27점으로 대폭 낮아져 통증도 많이 호전되었습니다.

허리디스크가 있을 때 한의학 치료를 받게 되면 가장 많이 시행하는 게 바로 침 치료입니다.

침 치료는 얇은 바늘을 경혈과 경근에 찔러 기혈 소통을 통해 통증을 줄이고 몸의 균형을 맞추는 방법입니다. 한의학에서는 "통증불통 불통 즉통痛則不通 不通則痛"이라는 말이 있습니다. 소통이 잘되면 아프지 않고, 소통이 안되면 아프다는 뜻입니다. 침 치료는 경혈과 경근을 자극하여 기혈의 소통이 원활하게 하여 통증을 완화하고, 혈액순환을 개선하며, 몸의 자연 치유력을 높이는 데 도움을 줍니다. 침 치료가 허리 통증에 도움이 된다는 연구는 많이 있습니다.

미국 하버드대학교와 한국한의학연구원이 공동연구를 진행했습니다. 임상시험에는 침 치료를 받은 A그룹과 가짜 침 치료를 받거나, 치료를 받지 않은 B그룹으로 나누어 연구를 했습니다.

A그룹은 신수, 요양관, 위중, 태계 등 대표적인 허리 통증 치료 혈자

리와 환자가 통증을 느끼는 부위의 혈자리 2~3곳에 침 치료를 시행했습니다. B그룹은 피부를 통과하지 않는 가짜 침으로 약한 자극을 주거나, 레이저 침을 사용한다고 설명하였지만 아무 치료도 하지 않았습니다.

4주간 총 6회에 걸쳐 침 치료를 시행한 뒤 허리 부위의 촉각 예민도를 측정했습니다. 감각이 잘 느껴지면 증상이 호전된 것을, 감각이 잘 느껴지지 않으면 증상이 악화된 것을 의미합니다. 진짜 침 치료를 받은 A그룹은 촉각 예민도가 18.5% 좋아져 개선된 반면, 가짜 침 치료를 받은 B그룹은 촉각 예민도가 4.9% 더 둔감해져 안 좋아진 것으로 나타났습니다.

또 다른 연구를 보겠습니다. 침 치료 중에는 도침 치료라는 것이 있습니다. 도침의 도刀는 칼을 뜻하는데, 일반적인 침의 끝이 바늘 모양인데 반해, 도침은 침의 끝이 미세한 칼날 모양으로 생겼습니다. 미세한 칼날로 척추와 후관절, 신경근 주변의 섬유화되거나 유착되고 굳은 조직을 박리하는 특수침법입니다. 대전대학교 한방병원에서는 일반 침 치료와 도침 치료가 허리디스크에 어떤 효과가 있는지 비교 연구를 진행했습니다.

19세에서 70세에 해당하는 요추 추간판 탈출증 환자 146명을 대상으로 진행했습니다. 도침 치료를 받은 A그룹 73명과 일반 침 치료를 받은 73명으로 나뉘어 2주간 총 4회의 침 치료 시술을 받은 이후 마지막 시술로부터 2주와 4주 후 추적관찰을 통해 증상 개선 정도를 확인했습니다.

허리디스크로 인한 통증 정도를 VAS$^{Visual\ Analog\ Scale}$ 척도로 측정한 결과, 두 그룹에서 모두 통증 점수가 시술 후 개선되었습니다. 비교해보면, 도침 치료를 받은 A그룹은 32.84%가 개선되었고, 일반 침 치료를 받은 B그룹은 13.94%가 개선되었습니다. 일반 침 치료보다 도침 치료가 통증 개선에 더 효과적임을 확인한 결과였습니다.

또한 기능장애 지수는 도침 치료를 받은 A그룹이 38.26%, 일반 침 치료를 받은 B그룹이 21.98% 개선되었고, 삶의 질 지수는 도침 치료를 받은 A그룹이 8.36%, 일반 침 치료를 받은 B그룹이 6.57% 개선되었으며, 특히 요추부 관절 가동 범위의 경우 도침 치료를 받은 A그룹이 10.21%의 개선을 보인 반면 일반 침 치료를 받은 B그룹이 0.39%로 미미한 정도의 개선을 보였습니다. 이 연구를 통해 허리디스크 치료에 일반 침 치료보다 도침 치료가 더 효과가 좋다는 것을 알 수 있습니다.

	통증 정도(VAS) 개선	기능 장애 지수 개선	삶의 질 지수 개선	요추부 관절 가동 범위 개선
도침 치료를 받은 A그룹	32.84%	38.26%	8.36%	10.21%
일반 침 치료를 받은 B그룹	13.94%	21.98%	6.57%	0.39%

 침 치료는 석기시대부터 시작이 되었다고 합니다. 당시에는 날카로운 돌이나 동물의 뼈를 갈아서 침으로 사용했다고 전해질 만큼 그 역사가 오래되었습니다. 현재는 개별 포장된 일회용 침을 사용하는 효과적이고 안전한 치료법입니다. 일반적인 가벼운 근육통과 같은 허리의 통증이 느껴지실 때는 일차적으로 침 치료를 받아보시고, 근육이 많이 뭉치고 통증이 만성화되거나 후관절과 신경근의 유착이 의심되는 경우에는 도침 치료를 받아보시길 추천해드립니다.

 허리디스크 치료에는 일반적으로 침과 도침 치료가 가장 많이 시행됩니다. 그 외에도 뜸, 부항, 약침, 한약, 추나 치료와 같은 복합적인 치료를 시행하여 허리디스크 치료 효과를 더욱 높이고 있습니다.

 침과 뜸, 부항으로 기혈 순환을 촉진하고, 약침과 한약으로 약해진 오장육부의 기운과 손상된 조직의 재생을 도와주며, 추나 치료로 구조를 바르게 하는 한의학의 통합적인 접근은 허리디스크 환자의 다양한 증상을 치료하고, 최적의 건강 상태를 유지하는 데 중요한 역할을 합니다.

동의보감의 10종 요통

『동의보감』에서는 요통을 10종으로 구분하여 치료하고 있습니다. 어혈요통, 좌섬요통, 풍요통이 요추 추간판 탈출증과 유사한 증상을 나타내고 있습니다.

1) 신허요통^{腎虛腰痛}: 신장의 기운이 약해져서 오는 요통입니다. 허리가 뻐근하고 시큰하며, 허리에 힘이 빠져서 자주 허리가 아프고 조금만 서 있거나 앉아 있어도 쉽게 피로를 느끼는 분들에게 많이 나타납니다.

2) 담음요통^{痰飮腰痛}: 담음이라 하는 것은 우리 몸의 여러 군데를 돌아다니면서 아프게 하는 성질이 있습니다. 자세가 안 좋거나 과로 등으로 근육의 영양 공급과 노폐물 제거가 안 돼서 생기는 허리 통증입니다.

3) 식적요통^{食積腰痛}: 몸통의 자세 유지는 복부 쪽의 근육이 체중의 30%, 등 쪽의 척추와 근육이 체중의 70%를 나누어 담당하게 됩니

다. 식적으로 위장이 약해지면 복부가 담당하던 30% 정도의 체중 지지 역할이 저하되므로 자연스럽게 허리 부담이 가중될 수밖에 없습니다.

4) 좌섬요통挫閃腰痛: 무거운 것을 들거나 넘어지거나 떨어지면서 허리를 삐끗하여 발생하는 요통을 말합니다. 인대나 근육이 늘어나거나 손상된 증상을 말합니다.

5) 어혈요통瘀血腰痛: 넘어지거나 높은 곳에서 떨어져서 체내에 출혈된 피가 흡수되지 못하여 생기는 요통입니다. 낮보다 밤에 통증이 심하고 일정한 부위에 통증이 나타납니다.

6) 풍요통風腰痛: 오랫동안 찬 바람에 노출되어 생기는 요통으로 통증이 좌우로 왔다 갔다 하며 좌골신경통처럼 다리까지 당기게 되는 증상을 호소합니다.

7) 한요통寒腰痛: 추운 날씨 또는 추운 곳에서 자고 나서 차가운 기운으로 인해서 생기는 요통입니다. 주로 여성, 소음인, 노인들에게서 많이 볼 수 있습니다. 허리를 따뜻하게 해주면 통증이 감소됩니다.

8) 습요통濕腰痛: 지하실처럼 습기가 많은 곳에서 오래 거주한 사람 혹은 오랜 시간 비나 눈을 맞은 사람에게 나타나는 요통입니다. 돌을 얹어 놓은 것처럼 허리가 무겁거나 시린 증상을 호소합니다.

9) 습열요통濕熱腰痛: 평소 고칼로리의 기름진 음식과 음주를 즐겨서 신

진대사가 저하되어 노폐물이 많이 쌓여 생기는 요통입니다. 또한 여름 장마철처럼 습하고 더운 날씨로 인해서 요통이 생기는 경우도 있습니다. 대부분 비만한 분들에게 많이 생기며, 비 오기 전날 몸이 찌뿌둥하고 허리 골반이 아프다고 하는 분들에 해당하는 요통입니다.

10) 기요통氣腰痛: 기가 울체되고 심혈이 왕성치 못하면 오래 서 있거나 걷지 못한다고 하였습니다. 정신적 긴장 및 스트레스로 근육이 긴장되어 나타나는 요통을 말합니다.

침 치료와 자하거 약침 치료

경혈을 자극하여 침 치료와 자하거 약침 치료를 하면 기혈 순환을 도와 통증을 완화할 수 있습니다. 약침은 손상된 신경의 회복과 허리 주변의 혈액순환을 촉진해 자연 치유를 돕습니다.

자하거 약침 요법은 경혈에 자하거 성분을 추출한 약물을 주입해 염증과 통증을 감소시키는 방법입니다. 자하거의 항산화, 항염증, 조직재생 작용으로 탈출된 디스크의 신경 자극과 부기를 감소시켜 증상을 완화합니다. 다음 혈자리는 척추 질환이 있을 때 침 치료 및 약침 치료에 다용하는 혈자리입니다. 혈자리 주위로도 압통이 느껴진다면 주변을 충분히 마사지해서 풀어주세요.

협척혈夾脊穴은 척추를 양옆에서 둘러싼다는 뜻이 담긴 혈자리로, 목부터 등, 허리까지 척추의 가시돌기를 기준으로 좌우 약 0.5~1촌(약 1~2cm) 정도 떨어진 곳에 일렬로 배열됩니다. 뻣뻣하게 굳은 허리나 등 근육을 풀어주고, 신경통으로 인한 통증을 완화하는 데 자주 활용됩니다. 협척혈 주변이 유난히 뭉치거나 압통이 있다면 손끝이나 지압봉을 이용해 살살 눌러주고 문질러주면 기혈 순환이 원활해져 허리의 긴장감이 한결 완화됩니다.

신수혈腎兪穴은 '신장腎의 기운이 모이는 자리'라는 뜻을 갖고 있으며, 요추 2번L2 가시돌기와 같은 높이이 척추 양옆(약 1.5촌)에 위치합니다. 허리 통증이나 만성 피로, 여성 질환 등에 두루 쓰이며, 허리와 신장의 기능을 북돋아주는 핵심 혈자리입니다. 허리가 시큰거리거나 차갑게 느껴질 때 신수혈 부위를 따뜻하게 찜질한 뒤 엄지손가락으로 지긋이 눌러주면 기운을 보충해 주고 통증 완화에도 도움이 됩니다.

기해수혈氣海兪穴은 '기氣가 바다처럼 모이는 곳'이라는 뜻의 혈자리로,

요추 3번 L3 가시돌기와 같은 높이의 척추 양옆(약 1.5촌)에 존재합니다. 기혈이 부족해서 생기는 허리 통증이나 기력 저하가 있을 때 활용도가 높으며, 하복부와 허리 주변에 원활한 에너지가 흐르도록 돕습니다. 지압 시에는 숨을 깊이 들이마시고 내쉬면서 천천히 압을 가해주면 근육이 부드럽게 이완되는 효과를 느낄 수 있습니다.

대장수혈大腸兪穴은 대장 기능과 밀접한 혈자리로, 요추 4번 L4 가시돌기와 같은 높이의 척추 양옆(약 1.5촌)에 위치합니다. 허리의 하부 통증, 변비나 복부 팽만 등 소화기 문제와도 연관이 있어 대장수혈을 지압해 주면 배변 활동이 원활해지고 허리 부위의 뻐근함이 줄어드는 효과를 기대할 수 있습니다. 허리 아래쪽이 뻐근할 때 손바닥이나 주먹으로 대장수혈 주변을 부드럽게 두드려 주듯 마사지해 주면 좋습니다.

관원수혈關元兪穴은 '원기元氣의 관문'이라는 의미를 지닌 혈자리로, 요추 5번 L5의 척추 양옆(약 1.5촌)에 위치해 있습니다. 허리와 골반, 생식기 건강과 깊은 연관이 있어 여성 질환, 성기능 저하, 하복부 냉증 등에 자주 활용됩니다. 허리 가장 아랫부분이 시큰거리거나 골반 주위가 답답할 때 관원수혈을 꾹꾹 눌러주고, 회음부나 아랫배 쪽으로 뻗치는 통증도 함께 풀어주면 뭉친 기운이 서서히 풀립니다.

한약 치료

한의학에서는 허리디스크를 단순히 허리의 문제가 아니라 몸 전체의 균형이 무너진 결과로 봅니다. 특히 신장의 기운이 약해지면 뼈와 근육이 쉽게 무너집니다. 기혈순환이 막히면 통증과 염증이 생기고, 몸속에 냉기와 습기가 쌓이면 허리와 무릎이 시큰거리게 됩니다. 그래서 한약 치료는 단순히 아픈 곳만 다스리는 것이 아니라 몸 전체의 힘을 보충하고, 뼈와 근육을 튼튼히 하며, 기혈이 잘 돌게 하여 회복을 돕는 데에 중점을 둡니다.

허리디스크가 있을 때 많이 활용되는 처방에는 가미여신탕加味如神湯, 건요사육탕健腰四六湯, 보신탕補腎湯이 있습니다.

가미여신탕은 허리와 무릎이 허약하고 시큰거리며, 만성적으로 요통을 겪는 환자들에게 자주 사용되는 처방입니다. 이 약은 단순히 통증을 줄이는 데서 그치지 않고, 뼈와 근육을 단단하게 하고, 기혈을 보하며, 냉기를 몰아내어 허리디스크로 인한 불편을 종합적으로 개선하는 특징을 가지고 있습니다.

주요 약재인 숙지황은 신장의 기운을 북돋아 허리와 무릎을 지탱할 수 있게 합니다. 한의학에서는 신장이 뼈와 근골을 주관한다고 보는데, 신장이 약해지면 허리 힘이 떨어지고 무릎이 시큰거리게 됩니다. 숙지황은 진액을 보충하고 정기를 채워 허리와 무릎이 쉽게 무너지지 않도록 바탕을 튼튼히 해줍니다. 당귀는 대표적인 보혈약으로, 혈을 보충하고 혈액순환을 촉진해 허리 주변의 근육과 인대가 영양을 받아 회복할 수 있게 돕습니다. 허리디스크 환자들에게 흔히 동반되는 혈액순환 장애와 어혈을 풀어주는 데도 중요한 역할을 합니다.

속단과 두충은 뼈와 근육을 강화하여 허리 지지력을 높여 허리디스크로 인해 불안정한 허리를 강화하는 중요한 약재입니다. 속단은 '뼈와 근육을 이어준다'는 이름 그대로 손상된 인대와 근육을 회복시키고, 두충은 간과 신장을 보하여 허리와 무릎이 약해지는 증상을 완화합니다.

현호색은 한의학에서 널리 쓰이는 진통 약재로, 통증 완화에 특화되어 있습니다. 허리디스크로 생기는 찌르는 듯한 통증, 오래 서 있거나 걸을 때 느껴지는 묵직한 요통을 빠르게 줄여줍니다. 계피와 회향은 따뜻한 성질로 몸속 냉기를 몰아내고, 특히 허리와 아랫배의 기운을 따뜻하게 하여 혈액순환을 원활히 만듭니다. 허리디스크 환자들 가운데는

순환이 저하되어 허리와 아랫배가 차갑고 시린 느낌을 동반하는 경우가 많은데, 이러한 냉기를 풀어주는 것이 회복에 큰 도움이 됩니다. 파고지는 신양을 보하고 몸속 깊은 기운을 덥혀주는 중요한 약재입니다.

이처럼 가미여신탕은 신장의 기운을 보하고, 혈을 보충하며, 근골을 튼튼하게 하고, 통증을 줄이며, 냉기를 몰아내는 다양한 작용을 동시에 갖춘 균형 있는 처방입니다. 만성적인 허리디스크로 인해 반복적으로 통증을 겪고 체력이 떨어진 환자에게 특히 적합합니다. 꾸준히 복용하면 허리가 튼튼해지고 일상생활의 불편도 크게 줄어드는 좋은 효과가 있습니다.

건요사육탕은 이름 그대로 허리를 건강하게 하는 데 초점을 둔 처방으로, 허리디스크로 인한 만성 요통과 전신의 허약을 함께 나스리는 데 널리 쓰입니다. 단순히 허리 통증만 줄여주는 것이 아니라, 몸의 근본적인 기운을 보하고, 뼈와 근육을 강화하며, 혈액순환과 소화 기능까지 동시에 챙겨주는 종합적인 방제라고 할 수 있습니다.

이 처방의 뼈대는 육미지황탕입니다. 숙지황, 산수유, 산약이 신장의 음기를 보충해 몸의 기초 에너지를 채워주고, 허약해진 허리와 무릎을 튼튼하게 만듭니다. 숙지황은 진액과 혈을 보하여 몸속 기운을 깊이 채워주고, 산수유는 신장을 돕고 정기를 단단히 지켜줌으로써 소변이 잦거나 허리 힘이 빠지는 증상을 막아줍니다. 산약은 소화기를 튼튼히 하면서 기운을 채워주는 효과가 있어, 전신 피로와 소화기 허약이 함께 있는 환자에게 적합합니다.

한편 택사, 복령, 목단피는 몸속의 불필요한 습기와 열을 없애주는 역할을 합니다. 택사는 체내에 고여 있는 수분을 소변으로 잘 배출하게 해주어 몸이 붓는 것을 막고, 복령은 비장을 튼튼히 하면서 마음을 안정시켜 허리 통증으로 불면이나 마음이 불안한 경우에도 도움을 줍니다. 목단피는 어혈을 풀고 혈액을 맑게 하여 허리 주변에 울체된 열과 염증을 가라앉혀 줍니다.

건요사육탕은 여기에 두충, 우슬, 속단, 구척 같은 뼈와 근육을 튼튼하게 해주는 약재가 더해져 허리의 지지력을 한층 강화합니다. 두충은 간과 신장을 보하여 허리와 무릎이 약해진 증상을 개선하고, 우슬은 하체로 혈액순환을 도와 허리 통증이 다리까지 내려가는 방사통에 유용합니다. 속단은 뼈와 근육을 이어주어 손상된 부위가 회복되도록 돕고, 구척은 뼈와 관절을 보강하여 허리가 쉽게 무너지지 않도록 지탱해 줍니다.

당귀와 천궁은 혈을 보하고 순환을 촉진해 허리디스크로 인한 어혈성 통증과 뻣뻣함을 풀어줍니다. 모과는 근육의 경직을 완화해 허리와 다리가 뻣뻣하거나 쥐가 잘 나는 환자에게 도움을 줍니다.

이처럼 건요사육탕은 신장의 음기를 보하면서 근골을 강화하고, 혈액순환을 개선하며, 소화기까지 보조하는 종합적인 효과를 갖춘 처방입니다. 허리디스크로 인해 오래 요통을 겪으면서 전신 기력이 떨어지고, 소화력이 약해져 체력이 쉽게 고갈되는 환자에게 특히 잘 맞습니다. 단순히 통증을 줄이는 것을 넘어 몸 전체를 보강하고 회복력을 높여, 허리 건강을 전반적으로 다져주는 효과가 있습니다.

보신탕은 신장의 기운이 약해 허리와 무릎이 시리고, 통증이 있으면서도 동시에 열감과 염증이 교차하는 경우에 사용되는 처방입니다. 허리디스크 환자 중 허리가 시리면서도 붓고, 때로는 열감과 염증성 통증이 번갈아 나타나는 분들의 이러한 복잡한 증상을 함께 다스릴 수 있다는 장점이 있습니다.

처방의 핵심 약재인 파고지와 회향은 따뜻한 성질을 가지고 있어 몸을 덥히고 신양을 보하는 역할을 합니다. 신양이 약하면 허리와 무릎이 시리고 차갑게 느껴지는데, 파고지와 회향이 몸속 깊은 기운을 덥혀 냉기를 몰아내 주어 허리의 활력을 되찾게 합니다. 두충과 우슬은 근골을 강화하는 데 널리 쓰여 온 약재로, 뼈와 근육을 보강하고 허리의 지지력을 든든하게 해 줍니다. 특히 우슬은 기혈을 잘 순환하게 하여 허리 통증이 다리로 뻗쳐 내려가는 방사통을 줄이는 데에도 도움이 됩니다.

당귀는 대표적인 보혈약으로, 혈을 보충해 근육과 인대가 충분한 영양을 받아 회복할 수 있도록 돕습니다. 허리디스크로 허리 주변 근육이 약해지고 인대가 손상되면 쉽게 회복되지 않는데, 당귀가 이를 보완해 줍니다. 현호색은 한의학에서 "진통의 명약"이라 불릴 만큼 강한 통증 억제 효과가 있습니다. 허리디스크의 가장 큰 고통 중 하나가 바로 일상생활을 방해하는 지속적인 통증인데, 현호색이 이를 빠르게 완화해줍니다.

황백과 지모는 보신탕에서 균형을 잡아주는 중요한 역할을 합니다. 두 약재는 차가운 성질로 몸의 뜨거운 열을 내려주고, 허리 부위에 생긴 염증과 화끈거림을 가라앉히는 데 도움을 줍니다. 신장의 양기가 약해 허리가 시린 경우에도, 염증으로 인해 열감이 심한 경우에도 모두 대응할 수 있도록 만든 구성이 바로 보신탕의 특징입니다. 여기에 생강은 소화를 돕고 위장을 보호하면서, 다른 약재들이 가진 성질을 부드럽게 조율해 줍니다. 동시에 따뜻한 기운을 더해 허리와 아랫배를 편안하게 해주기 때문에, 허리디스크로 소화기까지 약해진 환자에게도 무리가 없습니다.

보신탕은 몸을 따뜻하게 하면서도 불필요한 열은 내려주는 보온과 청열의 균형을 갖춘 처방입니다. 허리가 시리면서도 동시에 열감과 염증성 통증이 함께 있는 허리디스크 환자에게 특히 잘 맞으며, 단순히 증상 완화에 그치지 않고 허리와 무릎을 튼튼히 하여 재발을 예방하는 데에도 효과가 좋습니다.

| 7 |
허리디스크 태반 치료 사례

태반 치료 사례 1

"허리디스크를 치료하면서 살도 빠지고 허리 통증도 많이 좋아졌어요."

허리와 다리에 통증이 있어 내원하신 환자분은 예순을 조금 넘기신 중년 여성분이었습니다. 이분은 정형외과 여러 곳에서 요추 추간판 탈출증 진단을 받았고, 수술을 권유받았지만 수술에 대한 두려움이 크다고 하셨습니다. 오랜 기간 허리가 아파 주사 치료와 프롤로 치료, 도수 치료, 다른 한의원에서 침 치료까지 받아보셨는데, 여기저기 치료받으러 다녔지만, 그때뿐인 것 같아 결국 수술을 해야 하는지 고민이 많다고 하셨습니다.

진료 결과 하지 직거상 검사에서 양성 반응이 있었고, MRI에서 요추 4번과 5번 사이에는 팽윤된 디스크, 요추 5번과 천추 사이에는 돌출된 디스크가 확인되었습니다.

사실 젊은 남성 환자분에 비해 중년 여성 환자분들의 디스크 치료는 조금 더 까다롭습니다. 근육량이 상대적으로 적고, 나이가 들면서 복부 지방이 늘어나 체중이 증가하면서 허리에 부담이 더욱 커졌기 때문입니다.

이 환자분은 인바디 검사에서 BMI 지수가 30 이상으로 꽤 높은 편이었고, 지방량 수치는 정상보다 높은 데 비해 근육량 수치는 정상보다 낮았습니다. 운동도 전혀 하지 않고 지내셨다고 하셨습니다. 그래서 치료와 함께 식단 조절과 적절한 운동을 꼭 병행해달라고 부탁드렸습니다. 아무리 치료를 열심히 받아도 생활습관을 개선하지 않으면, 좋아지는 듯하다가 다시 통증이 심해질 수밖에 없다고 솔직하게 말씀드렸습니다. 환자분도 수술은 정말 하고 싶지 않다고 눈물을 글썽이셨습니다.

치료는 재생을 도와줄 수 있는 자하거 약침을 협척혈과 대장수혈, 관원수혈 부위에 놓았고, 틀어진 골반을 교정하고 뭉친 근육을 풀기 위해 추나 치료도 함께 시행했습니다. 한약은 자하거를 가미한 육미지황탕에 기혈 순환을 돕고 척추와 관절을 튼튼하게 해주는 당귀, 천궁, 두충, 속단과 등을 가미했습니다. 식욕을 떨어뜨리고 신진대사를 도와 다이어트에도 도움이 될 수 있도록 처방했습니다.

환자분은 평소 밥과 떡, 빵 같은 탄수화물을 매우 좋아하셨습니다. 그래서 단순히 양을 무작정 줄이기보다 채소나 해조류처럼 칼로리가 낮은 음식을 충분히 섭취하시도록 권해드렸습니다. 운동은 허리에 무리가 가지 않는 가벼운 요통 체조와 걷기를 먼저 시작했고, 주 3회 정도 수영장에 가서서 수영과 아쿠아로빅, 물속 걷기 운동도 병행하셨습니다.

그 결과 환자분은 대략 넉 달 뒤 체중이 10kg 이상 감량되셨고, 허리와 다리에 있었던 통증이 완전히 사라지셨습니다. 치료도 물론 중요하지만, 재발을 막는 일이야말로 더욱 중요합니다. 의사가 치료하는 절반과 본인이 노력하는 절반이 합쳐져야 정말 원하는 결과를 얻을 수 있습니다. 그렇게 환자분도 스스로를 돌보며 건강을 되찾으셨습니다.

태반 치료 사례 2

사무직인 삼십 대 후반의 남성 환자분께서 허리 통증을 호소하며 내원하셨습니다.

하루에 여덟 시간 가까이 의자에 앉아 일을 하다 보니 허리가 안 좋다고 느낀 건 몇 년 되었고, 허리가 아파서 삐뚤어진 자세로 생활하는 게 익숙하다고 하셨습니다.

이십 대 후반까지만 해도 운동을 자주 했는데, 결혼 후로는 바쁜 생활로 운동을 거의 하지 못했다고 합니다. 아이들이 아직 어려 자주 안아줘야 하는데, 허리가 아파서 아이를 들어 올리는 것도 힘들다고 하였습니다.

진찰해보니 척추 주변 근육이 단단하게 뭉쳐 있었습니다. 하지 직거상 검사상 양성 반응으로 30도 이상 들기 어려웠습니다.

한의학적인 허리 통증의 원인이 신허요통, 담음요통, 식적요통에 모두 해당될 만큼 복합적이었습니다. 운동 부족과 오랜 시간 앉아 있는 자세와 잦은 음주가 겹치면서 뼈와 근육이 약해졌고, 담음인 노폐물이 쌓이고 식적이 쌓인 상태로 허리에 오랜 시간 부담이 누적된 상태였습니다.

먼저 몸에 나쁜 영향을 미치는 요인부터 제거해야 했습니다. 담음과 식적이 쌓이지 않도록 치료 기간 중 술과 야식을 끊기로 했습니다.

디스크 주변의 유착된 조직을 박리하고, 손상된 조직을 회복시키기 위해 도침 치료와 함께 자하거 약침을 협척혈과 대장수혈, 신수혈 부위에 집중적으로 시술했습니다. 틀어진 골반을 바르게 하고 과도하게 긴장된 근육을 이완시키기 위해 추나 치료도 병행했습니다.

두 달 정도 꾸준한 치료와 생활습관 관리를 병행한 뒤에는 허리 통증이 많이 줄어서 아이를 안아주는 데도 훨씬 편해졌다고 웃음을 되찾으셨습니다.

| 5장 |

척추관 협착증과 태반 요법

― | 1 | ―

척추관 협착증은
왜 생기는 걸까요?

우리 몸의 척추에는 구멍이 있습니다. 척추 가운데 위치한 구멍을 척추관이라 부르고, 척추 뼈와 뼈 사이에 있는 구멍을 추간공이라 부릅니다. 이 척추관으로 뇌에서부터 시작되어 목과 등 허리를 통과하는 척수 신경이 지나가고, 추간공으로 팔과 다리 등으로 신경근이 지나고 있습니다.

협착증은 척추 신경의 통로가 좁아지며 신경을 압박하는 질환입니다. 어떤 구멍에서 신경이 눌리느냐에 따라 척추관 협착증, 추간공 협착증으로 나누게 됩니다. 협착증은 여러 증상들을 유발할 수 있습니다. 특히 걷는 것이 불편해지고 심각하게는 마비에 이르기도 합니다.

척추관 협착증의 가장 대표적인 원인은 퇴행성 변화입니다. 척추 사이 디스크는 노화에 따라서 탄력을 잃고 얇아지게 됩니다. 이를 '퇴행성 디스크'라고 부릅니다. 퇴행성 디스크가 되면 디스크 본연의 기능인 충격을 흡수하고, 척추뼈 사이의 유연성과 안정성을 제공하며, 신경을 보호하는 기능이 저하됩니다. 마치 오래 신은 운동화의 깔창이 눌려서 얇아지고 헤져서 쿠션감이 떨어지는 것처럼 말입니다. 이에 따라 척추의 뼈와 뼈 사이가 가까워지게 되고 척추 뒤에서 위 척추와 아래 척추를 연결해주는 척추 후관절에 더 큰 힘이 실리게 되면서 퇴행성 변화는 더욱 빨라지게 됩니다. 또한 척추뼈 뒤에 위치한 후종인대가 두터워지고, 퇴행성 변화로 척추뼈 가장자리에서 골극이 자라, 신경이 지나는 통로인 척추관과 추간공이 좁아지게 되는 것입니다.

예를 들어, 사람이 지나갈 만한 구멍이 있다고 할 때, 구녕이 기보나 크면 뛰어서도 지나갈 수 있지만, 구멍이 키보다 작으면 허리도 숙여야 되고, 지나면서 부딪히는 것처럼, 신경이 지나가는 통로도 정상 범위보다 좁아지면 문제가 발생하게 됩니다.

낙상이나 충돌, 사고와 같은 외상으로 인해 척추뼈가 변형되거나 부러지면서 척추관이 좁아지는 경우도 있습니다. 선천적으로 태어날 때부터 척추관 크기가 비정상적으로 좁은 경우도 있으며, 척추가 과도하게 앞으로 굽어지는 척추전만증이나 척추가 옆으로 휘어지는 척추측만증에 의해서도 척추관이 좁아져 협착증이 발생할 수 있습니다.

드물지만 결핵성 척추염과 같은 감염으로 인한 척추 염증에 의해서도 척추관이 좁아지기도 합니다. 골다공증이 있는 경우에도 척추뼈의 높이가 줄어들고, 퇴행성 변화가 더 빠르게 오면서 골극의 생성도 빨라집니다. 골다공증이 심해지면 압박골절이 쉽게 발생할 수 있어서 척추관 협착증으로 이어지기도 합니다.

그 외에도 다양한 원인들이 있습니다. 과체중 또는 비만인 경우 척추에 가해지는 압력도 함께 증가하여 협착증 발병 위험이 높아집니다. 허리를 많이 숙이고 일을 하거나, 오래 앉아 있거나 서 있는 등 척추를 병들게 하는 나쁜 자세를 오랜 시간 동안 유지하는 것은 척추 구조의 변형을 유발합니다. 앞에 설명한 요인들은 단독으로 작용하기도 하지만, 여러 요인들이 복합적으로 작용하여 척추관 협착증을 발생시킵니다.

| 2 |
척추관 협착증은
어떤 증상이 나타날까요?

척추관 협착증의 증상은 신경이 압박되는 정도나 위치에 따라서 다양하게 나타납니다.

척추관이 좁아지고 신경이 압박되면 허리 또는 엉덩이, 다리, 발과 같이 신경이 지나는 부위에서 통증이 나타납니다. 다리 통증의 경우 한쪽이나 양쪽 다리에 뻗어나가는 통증이 느껴지며, 저리거나 화끈거리는 느낌을 받기도 합니다. 신경이 압박되면서 해당 신경이 통하는 다리 부위에서 증상이 나타나게 되는 것입니다. 신경의 압박으로 감각 신호를 전달하는 데 문제가 발생하면, 다리나 발에서 뜨겁거나 차가운 느낌, 바늘로 찌르는 듯한 느낌, 무감각함 등을 느끼기도 합니다. 또한 이는 근육을 약해지게 해, 다리에 힘이 들어가지 않는 증상도 유발하며, 오랜 기간 지속되면 근육이 굳고 위축되어 다리가 가늘어집니다.

걸을 때 신경이 압박되어 신경 신호의 전달과 혈류에 문제가 생기면, 걷거나 오래 서 있는 상황에서 다리가 저리고 쥐가 나기도 합니다. 또한 척추 하부의 신경이 심하게 압박되면 방광과 대장의 신경 기능이 저하되고, 심할 경우에는 방광과 장이 통제력을 잃어 요실금이나 대변 실금이 발생하기도 합니다.

척추관 협착증은 몸을 앞으로 숙이거나 앉으면 증상이 완화되어, 허리를 숙이고 걷거나, 한 번에 오래 걷지 못하고 앉아서 쉬었다 가는 것을 반복하게 됩니다. 이런 협착증은 초반에는 가벼운 수준의 불편함을 느끼다 점차 시간이 지나면서 퇴행성 변화가 커져서 심각해지는 경우가 많습니다. 따라서 증상이 있다면 늦지 않게 진단과 치료를 진행해야 합니다.

| 3 |
골다공증이 있으면
척추관 협착증이 생길 수 있나요?

골다공증은 뼈의 밀도가 낮아지고 약해져서 작은 충격에도 쉽게 골절이나 변형이 생길 수 있습니다. 특히 척추에서는 이러한 변화로 인해 압박골절이 생기거나 척추 모양이 변형되기 쉽습니다. 이 과정에서 척추관이 점점 좁아지면서, 척추관협착증이 더 빠르게 진행될 수 있습니다.

골다공증 환자에게는 보통 칼슘과 비타민D 보충제를 많이 권장합니다. 그런데 중국에서 진행된 한 연구에서는 태반이 칼슘과 비타민D보다 골다공증에 효과적이라는 흥미로운 결과가 나왔습니다.

연구에서는 200명의 골다공증 환자를 두 그룹으로 나누어 비교했습니다.

[A그룹] 칼슘과 비타민D 복용

지표	치료 전	치료 후	변화량
뼈 알칼리성 인산분해효소(ALP)	270.25±17.24	264.36±15.48	↓5.89U/L → 유의미한 차이 없음
칼시토닌(ng/L)	8.25±2.26	8.98±1.92	↑0.73ng/L → 유의미한 차이 없음
골칼슘(μg/L)	8.43±2.13	9.03±2.08	↑0.6μg/L → 유의미한 차이 없음

[B그룹] 태반 복용

지표	치료 전	치료 후	변화량
뼈 알칼리성 인산분해효소(ALP)	263.72±20.36	220.36±16.23*	↓43.36U/L → 유의미한 차이 있음
칼시토닌(ng/L)	8.72±2.24	10.26±1.96*	↑1.54ng/L → 유의미한 차이 있음
골칼슘(μg/L)	8.27±2.35	11.46±2.24*	↑3.19μg/L → 유의미한 차이 있음

그 결과가 뚜렷하게 달랐습니다.

태반을 복용한 B그룹에서는 허리, 다리, 목의 통증이 완전히 사라진 환자가 39명, 많이 좋아진 환자가 61명이었고, 효과가 없던 사람은 단 한 명도 없었습니다.

반면, 칼슘과 비타민D를 먹은 A그룹은 26의 통증이 완전히 사라졌고, 22명은 좋아졌지만, 52명은 변화가 없었습니다. 즉, 증상 개선율이 48%에 그쳤습니다.

또한 새로운 뼈가 잘 만들어지고 있는지를 보여주는 혈액 지표인 ALP, 칼시토닌, 골칼슘 수치에서도 큰 차이가 있었습니다.

- A그룹(칼슘+비타민D)은 치료 전후 검사에서 특별한 변화가 없었습니다.
- B그룹(태반)은 치료 후 검사에서 뚜렷한 개선이 나타났습니다.

추가적으로 설명드리면,

- ALP 수치가 줄어든 것은 뼈 대사가 안정되었다는 신호이고,
- 칼시토닌과 골칼슘 수치가 늘어난 것은 새로운 뼈가 활발히 만들어지고 있다는 뜻입니다.

이 연구는 골다공증이 단순히 뼈만 약하게 하는 것이 아니라, 척추를 불안정하게 만들고 통증을 유발하며, 척추관 협착증 같은 질환의 진행에도 영향을 줄 수 있음을 보여줍니다.

특히 태반을 복용한 환자들이 더 높은 개선 효과를 보였다는 점은, 태반이 단순한 영양제인 칼슘·비타민D보다 뼈 건강과 통증 완화에 더 큰 도움이 될 수 있다는 것을 의미합니다.

─────── | 4 | ───────

척추관 협착증, 수술을 받아야 할까요?

척추관 협착증 수술 후 재발에 대해 우려를 하는 환자분들이 많습니다. 수술을 받고 좋다고 하시는 분들도 계시지만, 수술하고 없던 부위의 통증이 생기기도 하고, 1~2년도 안 돼서 재발하는 분들도 계십니다. 협착증 수술은 협착된 부위를 해소하거나 척추를 안정시키는 데 초점을 맞추고 진행되지만, 수술 후에도 재발하는 경우가 있습니다.

척추는 퇴행성 변화가 매우 빠르게 진행되는 부위입니다. 수술로 협착 부위를 제거하더라도, 시간이 지나면서 주변 부위나 다른 척추 분절에서 새로운 협착이 발생할 수 있습니다. 퇴행성 변화는 나이가 들면서 더욱 가속화되기 때문에, 수술한 후 1~2년이 지나지 않더라도 충분히 재발이 일어날 수 있습니다.

수술 후 충분한 재활 운동이나 적절한 생활습관을 유지하지 않으면, 척추에 부담을 주는 상황이 반복될 수 있습니다. 또한 과도한 스트레스나 잘못된 자세, 운동 부족, 무리한 일 등이 새로운 협착을 유발할 수 있습니다.

수술이 잘못된 위치 혹은 잘못된 방식으로 진행되었을 경우, 협착 부위를 완전히 제거하지 못하거나, 같은 부위가 다시 좁아져, 재발이 가능합니다.

수술을 하고 난 뒤에는 뼈와 인대가 약해지기 때문에 척추의 안정성을 유지하는 데 어려움이 발생합니다. 특히 수술을 통해 적추뼈를 일부 제거하는 경우 안정성이 부족해져서 재발할 가능성이 존재합니다.

이러한 문제를 예방하려면, 수술 후에도 재활 치료를 꾸준히 받는 게 중요합니다. 수술 부위의 회복을 돕고 척추와 관절을 보강하는 한약과 침, 뜸, 부항, 약침과 같은 한의학 치료가 도움이 됩니다. 척추의 구조적인 문제를 개선하려는 추나 치료와 같은 교정도 필요합니다. 재발을 최

소화하려면 수술 후 재활 치료뿐만 아니라 운동과 음식 섭취, 바른 자세, 생활습관 등의 꾸준한 관리가 필수적입니다. 만약 재발이 일어난다면, 재수술이 필요한 경우도 있지만, 한의학 치료와 같은 비수술적 치료도 도움이 됩니다.

| 5 |
척추관 협착증의 한의학 치료

한의학에서는 척추관 협착증을 단순히 척추의 구조적인 문제로 보지 않습니다. 오히려 체내의 순환과 대사 불균형, 그리고 장부臟腑 기능의 저하가 누적되어 발생하는 전신적인 결과로 여깁니다.

주요 원인 중 하나는 담음痰飮입니다. 담음은 체내 수분 대사가 원활하지 않아 생기는 병리적인 산물로, 담음이 쌓이면 인대와 주변 조직이 두꺼워지고 유연성을 잃게 됩니다. 또한 어혈瘀血 역시 중요한 원인으로 작용합니다. 어혈은 혈액의 순환이 원활하지 못하고 정체된 것을 말하는데, 이는 염증을 유발하고 조직을 단단하게 만들며 통증과 인대 비후를 악화시킵니다.

나이가 들면서 기혈이 부족해지면 손상된 조직이 스스로 회복하지 못하고, 염증이 심해지며 조직이 더욱 두꺼워지게 됩니다. 이는 척추관 협착을 심화시키는 요인이 됩니다. 더불어 간신음허증肝腎陰虛證도 주요 원인으로 꼽힙니다. 한의학에서 간장과 신장은 뼈와 근육, 인대를 주관합니다. 노화나 과로 등으로 인해 신장과 간장의 기능이 약해지면 뼈와 근육, 인대가 약해지고, 그로 인해 척추의 안정성이 저하되며 퇴행성 변화가 가속화되어 척추관 협착증이 발생하게 됩니다.

대표적인 한의학 치료인 침과 약침 치료, 추나 요법, 한약과 같은 치료는 척추관 협착증 개선에 큰 도움을 줍니다.

추나 요법

추나 요법은 한의사가 손을 이용해 척추와 관절의 위치를 바로잡고, 몸의 균형을 맞추어 신경 압박을 줄여주는 수기 치료입니다. 척추 주변 근육의 경직과 긴장을 완화하고, 혈류 흐름을 개선하여 통증을 완화시키는 데도 도움을 줍니다. 단순히 아픈 부위를 마사지하는 것이 아니라, 잘못된 척추 정렬로 인해 발생한 근본적인 문제를 바로잡아 자연스러운 움직임을 가능하게 하며, 걷기나 일상적인 활동을 보다 편하게 만들어 줍니다. 또한 몸의 균형과 올바른 자세를 유지하도록 도와주어 증상의 재발을 예방하는 데에도 효과적입니다.

실제로 국내 연구에서도 이러한 추나 요법의 효과가 보고된 바 있습니다. 요추 척추관 협착증 환자에게 추나 요법을 적용한 결과 통증 감소와 기능 개선이 확인되었으며, 침 치료, 약침 치료 등과 병행했을 때 더욱 긍정적인 효과가 나타났다는 연구도 있습니다.

도침 치료

도침 치료는 앞서 설명했듯이 일반 침보다 조금 더 두꺼운 침으로, 바늘처럼 뾰족한 일반 침과 달리 침의 끝이 칼처럼 되어 있습니다. 척추관 협착증으로 허리 주변 근육이 단단히 뭉치거나 신경이 계속 눌려서 통증이 심할 때 도침을 쓰면 효과가 더욱 좋습니다. 도침은 깊은 근육층까지 자극이 가능하고, 유착된 곳을 박리할 수가 있습니다.

여러 연구에 따르면, 척추관 협착증 환자에게 도침 치료를 시행했을 때 일반 침 치료에 비해 통증 감소와 치료 효과가 더 높게 나타났고, 스테로이드 주사와 비교해서도 더 높은 치료 효과가 있는 것으로 나타났습니다. 도침 치료는 일반 침 치료보다 혈액순환을 더 잘 도와주고, 뭉친 근육과 조직을 풀어주는 데 효과적입니다.

자하거 약침 치료

국내 한방병원에서 진행된 연구에 따르면 척추관 협착증이 진행된 후관절에 자하거 약침을 대용량으로 주입하여 치료한 결과 시술 후 4회째에 통증 강도는 평균적으로 70% 정도 감소되었다고 합니다. 자하거는 항산화, 항염증 작용과 손상된 조직 재생에 도움이 되는 성장인자 등을 풍부하게 가지고 있습니다. 항염증 작용을 하여 뼈가 약해지는 걸 막고, 약해진 조직을 회복시켜 척추관 협착증 치료에 효과가 좋습니다. 주로 요양관, 명문, 대장수, 관원수혈에 약침을 시술합니다. 평소 위 혈자리들을 잘 마사지 해주어도 증상 완화에 효과가 있습니다.

요양관혈腰陽關穴은 '요腰'는 허리, '양陽'은 양기陽氣, '관關'은 관문關門을 뜻합니다. 즉, 허리 부위에서 양기가 통과하는 관문이라는 의미로, 허리와 하초下焦 부위의 기혈 흐름을 책임지는 중요한 혈자리입니다. 허리 뒤 정중앙에서 4번 요추와 5번 요추 사이의 오목하게 들어간 지점입니다. 몸을 살짝 숙였을 때, 허리뼈 가운데 골을 따라 손끝을 내리면 움푹 들어가는 곳을 찾을 수 있습니다. 요통, 좌골신경통, 협착증, 허리 무력감 등 허리 부위 통증 완화에 활용합니다.

명문혈命門穴은 생명命의 문門, 즉 인체의 생명력을 주관하는 관문이라는 뜻으로 허리 뒤 정중앙, 2번 요추와 3번 요추 사이에 있습니다. 요양관보다 조금 위쪽, 척추를 따라 손끝을 올리면 만져지는 오목한 곳입니다. 정精과 기氣를 보관하고 운행하는 중요한 혈자리로 허리와 등 척추의 통증 완화와 신장腎 기능 강화, 기력 보충, 만성 피로와 다리가 약해질 때도 활용합니다.

대장수혈大腸兪穴은 등에서 4번 요추 아래 가로선과 척추 양쪽으로 약 1.5촌(약 3cm) 떨어진 지점입니다. '대장大腸'의 수兪혈로, 장부 중 '대장'을 주관하는 혈자리라는 뜻입니다. 따라서 이 혈자리는 허리 근육통과 허리디스크, 협착증, 좌골신경통과 함께 변비, 설사 등 대장 관련 증상에도 활용합니다.

관원수혈關元兪穴은 허리 뒤 정중앙 기준 5번 요추 아래 가로선에서, 양 옆으로 1.5촌 떨어진 지점(방광경 라인) 대장수L25보다 약간 아래쪽으로, 엉치뼈(천골)와 허리뼈 사이 부근에 위치해 있습니다. 관원關元은 아랫배 정중앙에 있는 혈자리 명칭이고, 등 쪽에서 그와 대응하는 곳을 '관원수關元兪'라 부릅니다. 요통과 골반 통증뿐만 아니라 하체 순환에 도움을 줘 여성 생리통, 비뇨생식기 관련 불편감 완화에도 활용합니다.

한약 치료

독활기생탕獨活寄生湯은 기혈을 보충하면서 뼈와 근육을 강화하고 만성 통증을 완화하는 처방입니다. 허약 체질이거나 허리 통증이 오래된 분들에게 잘 맞습니다. 독활은 풍습風濕을 제거하고 통증을 풀어주고 상기생은 근골을 강화하고 허리와 무릎의 통증을 개선합니다. 혈을 보하고 혈액순환을 촉진하는 당귀와 천궁, 풍습을 제거하는 진교, 하체 기혈 순환을 도와 다리 저림을 완화하는 우슬 등 다양한 약재들이 혈액순환을 개선하고 기혈을 보강하며, 근육과 관절의 피로를 풀어주는 역할을 합니다. 특히 척추관 협착증으로 인해 허리와 하체가 무겁고 시린 느낌이 나거나, 오래 걷기 힘든 분들에게 효과적입니다.

강활승습탕羌活勝濕湯은 몸 안에 쌓인 풍습을 제거하고 통증을 줄이는 처방입니다. 허리와 다리가 무겁고 찌뿌듯한 통증이 주로 있는 분들에게 잘 맞습니다. 강활과 독활은 풍습을 제거해 몸의 무거움과 뻣뻣함을 풀어주며, 방풍, 천궁, 고본은 혈류를 개선하고 근육과 관절의 긴장을 완화해 통증을 줄여줍니다. 특히 움직이면 통증이 덜하지만 가만히 있으면 몸이 저리고 뻐근한 경우에 잘 맞습니다. 척추관 협착증으로 인해 기혈순환이 막히고 습담이 쌓여 뻐근하게 아프고 몸이 무겁고 굳은 느낌이 드는 분들에게 처방합니다.

오적산五積散은 허리, 관절 통증뿐만 아니라 소화 장애, 냉증 등이 동반된 경우에 좋은 처방입니다. 기혈의 순환이 원활하지 않고 추위를 잘 타는 냉한 체질의 경우 통증이 악화되기 쉽습니다. 오적산은 이러한 문제를 동시에 해결하도록 구성된 처방입니다. 향부자, 진피 등은 기의 흐름을 원활하게 하고, 건강과 육계는 몸을 따뜻하게 해줍니다. 당귀, 천궁 등은 혈액순환을 돕고 통증을 완화하는 역할을 합니다. 척추관 협착증 환자 중 몸이 차고 소화가 약하며, 관절 통증 외에도 전반적인 기혈 흐름이 정체되어 있는 분들에게 잘 맞습니다.

소경활혈탕小經活血湯은 기혈순환을 개선하고 어혈을 풀어주는 데 중점을 둔 처방입니다. 당귀, 천궁, 홍화, 도인은 혈액순환을 돕고 어혈을 제거하는 작용을 합니다. 목, 어깨, 허리 등 근골격계 통증과 혈류 장애로 인한 다리 저림, 쥐가 나는 증상까지 폭넓게 개선해주는 처방입니다. 특히 오래된 통증, 움직일 때 찌릿하거나 저린 증상, 혈액순환 장애로 불편함이 있는 척추관 협착증 환자에게 효과적입니다. 소경활혈탕은 혈류 흐름을 바로잡아 단순한 진통의 효과를 넘어, 통증의 근본 원인을 해결하는 데 도움을 줍니다.

한의학에서 말하는 풍습이란?

한의학에서 풍은 갑작스러운 통증과 돌아다니는 증상과 관련이 있고 습은 끈적이고 무거운 성질로 붓고 무겁고 뻣뻣함 등으로 설명합니다. 풍습을 현대의학적으로 해석하면 염증과 부종, 혈액 순환 장애로 인한 근육 경직 등을 말합니다.

풍습을 제거한다는 것은 염증과 부종을 줄이고, 혈류순환을 개선하여 통증과 뻣뻣함을 완화 하는 것을 의미합니다.

척추관 협착증의 태반 치료 사례

태반 치료 사례 1

"협착증 치료하고 허리와 엉덩이 종아리 통증이 호전되었어요."

칠십 대 후반의 여성 환자분께서 허리와 다리 통증으로 내원하셨습니다.

처음 내원하셨을 때는 허리와 다리가 아프고 저리는 증상이 심해 30분 이상 걷기가 어려운 상태였습니다. 허리가 좋지 않다 보니 무릎도 자주 아프고, 다리에 쥐가 자주 난다고 호소하셨습니다. 젊은 시절 허리를 다친 이후 오랜 기간 불편함을 겪으셨고, 이십 년 전에 허리디스크 수술을 받으신 적도 있다고 하셨습니다. 엑스레이 검사 결과, 요추 네 번째와 다섯 번째, 그리고 다섯 번째 요추와 천추 사이의 디스크 간격이 거의 붙을 정도로 좁아져 있었습니다. 또한 추간공이 좁아져 있어 신경이 눌릴 가능성이 높아 보였습니다.

이미 정형외과에서는 수술을 권유받으셨지만, 주변에서 수술 후에도 다시 재발하는 사례를 많이 보셨다며 수술을 최대한 피하고 싶다고 말씀하셨습니다. 연세가 있으셔서 수술 후 회복이 쉽지 않을 것이라는 걱정도 크셨습니다.

한의학에서 협척혈 부위는 척추의 후관절 부위와 연관이 깊습니다. 디스크 간격이 좁아지면 후관절에 부담이 늘어나 퇴행성 변화가 빨라지고, 주변 인대가 두꺼워지면서 신경이 더 쉽게 눌리게 됩니다. 이러한 경우 협착증 증상이 심해지면서 보행이 어려워지고, 다리 저림과 같은 신경 증상이 동반되기도 합니다.

치료는 협척혈, 대장수혈, 신수혈 부위에 자하거 약침을 시술하면서 척추 주변 조직의 회복을 도왔습니다. 환자분은 치료를 받으신 날 저녁에 잘 때 다리에 쥐도 나지 않고 숙면을 취할 수 있었다며 정말 좋아하셨습니다. 칠십 대 이상 협착증 환자분들의 경우, 완치를 목표로 하기보다는 증상을 관리하고 통증을 조절하는 것이 더욱 중요합니다. 이미 퇴행성 변화가 많이 진행된 상태이기에 치료를 중단한 채 무리한 활동을 하거나 체력이 저하되면 증상이 다시 심해질 가능성이 높기 때문입니다.

환자분은 골다공증 약도 복용하고 계셨습니다. 골다공증이 있는 경우 뼈가 약해져 척추 협착증이 더욱 악화되기 쉽습니다. 따라서 치료와 함께 뼈 건강을 유지하는 것도 중요한 관리 방법이 됩니다. 자하거를 가미한 소경활혈탕에 간과 신장, 척추와 근육을 보강하기 위해 녹용과 숙지황, 구척, 우슬, 두충 등의 한약을 가미하여 탕약을 지어 드렸습니다.

환자분은 이후 일주일에 한두 차례씩 꾸준히 지료를 받으셨고, 예전처럼 심한 통증으로 힘들어하는 일은 거의 없으셨습니다.

치료는 심한 통증이 있을 때만 받는 것이 아닙니다. 연세가 많고 퇴행성 변화가 많을수록 예방 차원의 치료를 지속하는 것이 퇴행성 변화의 속도를 늦추고, 허리와 다리 통증을 조절하는 데 중요한 역할을 합니다.

태반 치료 사례 2

"시술과 수술 후 재발한 협착증, 통합 입원 치료로 다시 걷게 되었어요."

십 년이면 강산도 변한다지만, 십 년 넘게 이어진 허리 통증은 70대 중반의 여성 환자분을 끊임없이 괴롭혔습니다. 10년 전 허리디스크 시술, 그리고 3년 전에는 허리 통증과 양쪽 다리 저림으로 척추관 협착증 수술까지 받으셨지만, 지긋지긋한 통증은 1년 전부터 다시 시작되었습니다.

"수술만 하면 괜찮아질 줄 알았는데 또 다리가 저려요. 이 나이에 또 수술대에 오를 자신도 없고, 기운도 없고… 동네 한의원과 정형외과에서 침이랑 주사도 맞아봤지만 그때뿐이에요."

환자분은 다시 수술을 권유받았지만, 이전의 경험으로 수술에 대한 두려움과 불신이 크셨습니다. 결국 근본적인 치료를 위해 저희 한방병원에서의 입원 치료를 결정하셨습니다.

X-ray와 MRI 영상을 살펴보니, 여러 차례의 시술과 수술을 거치며 생긴 유착과 함께, 척추의 퇴행성 변화가 매우 심하게 진행된 상태였습니

다. 척추관은 좁아질 대로 좁아져 있었고, 골다공증 진단까지 받으신 상태라 뼈 자체가 매우 약해져 있었습니다.

한의학적 관점에서 이는 단순히 뼈의 문제가 아니었습니다. 반복된 수술로 인한 어혈瘀血과 유착, 노화로 인해 뼈와 근육을 주관하는 간肝과 신腎의 기능이 극도로 쇠약해진 '간신허肝腎虛' 상태였습니다. 기혈氣血이 부족하니 손상된 조직이 스스로 회복할 힘도, 염증을 이겨낼 힘도 없는 총체적 난국이었습니다.

환자분의 복잡하고 완고한 상태를 고려하여, 한의학과 의과의 장점을 결합한 '통합 입원 치료 프로그램'이 시작되었습니다. 목표는 단순히 통증을 줄이는 것을 넘어, 척추가 스스로를 지지할 힘을 되찾게 하는 것이었습니다.

먼저, 수술 부위의 완고한 유착을 해결하기 위해 도침 치료를 시행했습니다. 도침으로 신경 주변에 단단하게 엉겨 붙은 조직을 정교하게 박리하여 신경의 압박을 물리적으로 줄여주었습니다. 이후, 염증 제거와 조직 재생에 탁월한 자하거 약침을 척추 주변 핵심 혈자리인 협척혈, 신수혈 등에 주입하여 손상된 조직의 회복을 촉진했습니다.

척추의 힘을 북돋는 치료도 필요했습니다. 자하거를 더한 맞춤 한약인 독활기생탕 가미방을 처방했습니다. 독활기생탕은 예로부터 기혈이 약하고 간신肝腎이 허한 노년층의 허리, 무릎 통증에 사용되어 온 명방입니다. 여기에 자하거와 뼈를 강화하는 약재를 더해 염증을 제어하고, 골다공증을 관리하며, 척추의 근본적인 힘을 길러주었습니다.

동시에 의과 협진으로 프롤로 주사 치료를 병행했습니다. 이는 인대를 강화하는 주사 요법으로, 약해진 척추 주변 인대를 튼튼하게 만들어 척추의 불안정성을 잡아주는 역할을 했습니다.

마지막으로, 틀어진 척추의 구조를 바로잡고 몸의 균형을 되찾기 위해 추나 요법과 도수 치료를 함께 시행했습니다. 추나 요법으로 척추의 정렬을 맞추고, 도수 치료로 굳어진 근육을 풀고 약해진 근력을 강화하여 척추가 올바른 위치를 유지할 수 있도록 도왔습니다.

한 달간의 집중적인 통합치료 후, 놀라운 변화가 나타났습니다. 환자분의 허리 통증과 다리 저림은 80~90% 이상 개선되었습니다. 무엇보다 밤에 저려서 깨는 일이 없어져서 낮에 피로감도 덜했고, 몸도 더 회복할 수 있었습니다.

퇴원 후, 환자분은 주 1회 통원 치료를 받으며 건강을 유지하고 계십니다. 이제는 가벼운 운동도 시작할 만큼 자신감을 되찾으셨고, 표정도 한결 밝아지셨습니다. 수술 후에도 재발한 만성 척추관 협착증 환자에게 한의학과 의학 통합치료가 얼마나 효과적인 희망이 될 수 있는지 다시 한번 확인할 수 있었습니다.

| 7 |
봉약침과 자하거 약침은 어떻게 다른가요?

봉약침과 자하거 약침은 두 가지 모두 약침법에 속하지만 각기 다른 원료와 효과를 가지고 있습니다.

   봉약침의 경우, 꿀벌의 독낭에서 추출한 천연 제제인 봉독이 원료입니다. 봉독은 화학적인 첨가물이 전혀 섞이지 않은 천연 제제로, 관절 내 염증을 소염작용을 하며, 면역체계를 지속적으로 자극하여 면역 이상으로 초래되는 자가면역계통 질환에도 활용할 수 있습니다. 봉약침의 주요 효과로는 항염증 작용, 면역기능 향상, 진통 소염 효과 등이 있습니다.

자하거 약침의 경우, 태반이 원료입니다. 태반은 모체에서 태아에게 전달하는 단백질, 비타민 등의 다양한 영양분과 면역물질로 구성되어 있습니다. 자하거 약침의 주요 효과로는 조직 재생 촉진, 염증 완화, 간 기능 개선 등이 있습니다.

봉약침은 주로 통증 및 염증 완화와 면역력 향상에 효과가 있고, 자하거 약침은 손상된 조직 재생과 염증 완화, 피로회복에 효과가 있습니다. 두 가지 약침법을 환자분의 몸 상태와 증상에 맞게 적절하게 치료에 응용하면 질병 치료에 더 좋은 효과가 있습니다.

| 6장 |

목 질환과 태반 요법

―― | 1 | ――

목의 구조와 기능은 어떻게 될까요?

목은 경추라고 불리는 7개의 척추뼈로 이루어져 있으며, 우리 몸에서 매우 중요한 역할을 합니다. 경추 안에는 척수가 지나가는데, 이 척수는 뇌와 온몸을 연결하는 신경의 고속도로와도 같습니다.

경추의 각 뼈는 크기와 모양이 조금씩 달라, 머리를 안정적으로 지탱하는 동시에 목이 앞뒤·좌우·회전 등 여러 방향으로 부드럽게 움직일 수 있도록 도와줍니다. 또한 뼈와 뼈 사이에는 추간판(디스크)이 자리 잡고 있습니다. 추간판은 충격을 흡수해 주고, 뼈끼리 직접 마찰하지 않도록 보호하는 쿠션 역할을 합니다. 덕분에 머리의 무게를 지탱하면서도 자유로운 움직임이 가능해집니다.

경추 가운데서도 1번과 2번 뼈는 특별한 기능을 합니다. 1번 경추(환추, atlas)는 머리를 받쳐주는 받침대 역할을 하고, 2번 경추(축추, axis)는 머리를 좌우로 돌릴 수 있도록 축이 되어 줍니다. 나머지 경추들은 목과 머리가 앞뒤로 숙여지고 젖혀지며, 좌우로 기울어질 수 있도록 도와줍니다.

무엇보다 중요한 기능은 신경을 보호하는 역할입니다. 경추는 뇌에서 내려오는 신경이 몸 전체로 안전하게 뻗어나가도록 단단한 통로를 제공하고, 동시에 외부 충격으로부터 이 신경들을 지켜줍니다. 즉, 목은 단순히 머리를 지탱하고 받쳐주는 기둥만의 역할을 하는 것이 아니라, 신경 통로의 역할과 자유로운 움직임을 가능하게 하는 관절 구조라는 핵심 기능을 동시에 담당하고 있습니다.

이처럼 경추는 우리 몸의 균형을 유지하고 움직임을 조절하며, 신경 신호를 전달하는 데 없어서는 안 될 중요한 기관입니다.

| 2 |
일자목의 원인은 무엇인가요?

우리나라의 스마트폰 보급률은 2013년 67.6%로 세계 1위를 기록한 이후 지속적으로 1위를 유지하고 있습니다. 2024년에는 스마트폰 보급률이 98%에 달해, 세계 2위인 노르웨이(92%)보다도 6%나 높다고 합니다.

스마트폰을 사용하는 인구가 늘어나면서 그만큼 스마트폰을 사용하는 시간 또한 늘어나고 있습니다. 한 조사에 따르면, 한국인은 하루 평균 4시간 이상 스마트폰을 인터넷 검색, 게임, 영상 시청, SNS 등을 하는 데 사용한다고 합니다. 스마트폰 덕분에 다양한 정보를 얻고, 재미있는 콘텐츠를 즐길 수 있지만, 오랜 시간 고개를 숙인 채 구부정한 자세를 유지하면 목과 척추 건강에 나쁜 영향을 줄 수밖에 없습니다.

국민건강보험공단 자료에 따르면, 2015년에는 87만 명이던 목디스크 환자가 2022년에는 190만 명으로 7년 사이에 두 배 이상 증가했습니다. 특히, 20대 이하의 젊은 층에서도 환자가 5만 명을 넘어서면서 빠르게 증가하고 있습니다.

스마트폰을 장시간 사용하면서 목과 어깨가 뻐근하거나 두통이 생긴 경험이 한 번쯤은 있으실 겁니다. 그런데 이런 증상들이 반복되면 단순한 피로를 넘어서 일자목, 거북목이나 목디스크로 발전하게 됩니다. .

특히 스마트폰뿐만 아니라 PC를 사용하거나 일을 할 때 고개를 숙이는 자세가 일자목의 원인이 됩니다. 연구에 따르면, 머리의 무게는 약 4.5~5.5kg 정도지만, 고개를 숙이는 각도에 따라 목뼈에 전달되는 하중이 다음과 같이 증가합니다.

고개 숙이는 각도	목뼈(경추)에 가해지는 하중
0° (정면을 볼 때)	약 4.5~5.5kg (머리 무게)
15° 숙일 때	약 12kg
30° 숙일 때	약 18kg
45° 숙일 때	약 22kg
60° 숙일 때	약 27kg

고개를 60° 정도 숙이게 되면 목뼈는 약 27kg의 하중을 견뎌야 합니다. 이는 초등학교 1학년 정도 되는 어린이 한 명을 목에 매달고 있는 것과 비슷한 수준입니다. 이렇게 고개를 앞으로 숙인 자세를 습관화하면 경추의 정상적인 C자형 곡선은 사라지고, 일자목과 거북목으로 변형됩니다.

PC를 오래 사용하는 직업을 가진 분들도 일자목이 많이 생깁니다. 한국산업안전보건공단의 연구에 따르면, 사무직 근로자 중 하루 8시간 이상 컴퓨터를 사용하는 비율이 47.6%에 달하며, 이들 중 90.2%가 최근 1년간 근골격계 질환을 경험했다고 보고되었습니다. 또한 통증 부위로는 어깨가 57.0%, 목이 38.3%로 나타나 목 부위의 통증이 상당한 비중을 차지하고 있습니다.

버스나 택시 등 운전을 오래 하는 직업을 가진 분들도 일자목이 많이 생기게 됩니다. 연구에 따르면, 하루 2시간 이상 운전하는 경우 목과 어깨 통증 발생률이 증가하며, 4시간 이상 운전하는 경우 근육 피로와 자세 불균형이 심해져 일자목으로 진행될 가능성이 더욱 커진다고 합니다. 특히, 운전 중 올바른 자세를 유지하지 않거나, 주기적으로 스트레칭을 하지 않는 경우 더 빠르게 일자목이 진행됩니다.

운전 시간에 따른 일자목 위험도

하루 운전 시간	목 건강에 미치는 영향
1시간 이하	큰 영향 없음 (자세만 올바르면 괜찮음)
1~2시간	근육 피로감이 생길 가능성이 있음
2~4시간	목과 어깨 긴장 증가, 통증 발생 가능성 있음
4시간 이상	일자목(거북목) 위험 증가, 근육 피로 심화
6시간 이상	목디스크 위험 증가, 신경 압박 가능성 있음

스트레스를 받으면 목이 뻣뻣해지던데, 목디스크가 생길 수 있을까요?

만성적인 스트레스는 우리 몸에 다양한 영향을 미칩니다. 그중 하나가 바로 근육 긴장입니다. 스트레스가 지속되면 근육이 무의식적으로 긴장하게 되고, 이로 인해 혈액순환이 원활하지 않게 됩니다. 그러면 산소와 비타민 미네랄 등의 영양분 공급은 줄어들고, 젖산과 같은 피로 물질이 근육 속에 축적되면서 통증과 뻣뻣함을 유발합니다.

이러한 통증은 단순히 목에만 나타나는 것이 아니라 어깨, 등, 허리, 다리 등 다양한 부위로 확산될 수 있습니다. 특히 스트레스를 오래 받게 되면 근육이 만성적으로 긴장하게 되어, 결국 목디스크와 같은 근골격계 질환의 위험도 높아지게 됩니다.

실제로 다양한 연구에서 나쁜 자세뿐 아니라 스트레스 자체가 목 통증을 유발하는 중요한 원인으로 작용한다는 사실이 밝혀졌습니다. 경희대학교 한의과대학의 연구에 따르면 정신적인 스트레스와 우울감이 높을수록 목 통증의 정도도 심해지는 경향이 있었다고 합니다. 이처럼 심리적인 요인이 신체적인 통증에 상당한 영향을 미친다는 것을 알 수 있습니다.

한의학에서는 이러한 현상을 '심신증心身症'이라고 표현합니다. 이는 몸과 마음이 서로 밀접하게 영향을 주고받으며 질병이 생긴다는 개념입니다. 따라서 단순히 목이 아프다고 해서 목만 치료해서는 안 되고, 통증의 근본 원인인 심리적·정신적 상태까지 함께 고려해야 합니다.

목 근육의 단순한 통증이나 구조적인 문제라면, 한의학에서는 풍지, 풍부, 완골, 대추혈과 같은 목 부위의 혈자리에 침 치료를 시행하고, 갈근, 강황, 방풍, 강활과 같은 한약재로 기혈순환을 돕고 통증을 완화시켜줍니다. 반면에 정신적인 원인이 큰 경우에는 신문, 소부, 단중, 내관혈 등 정신 안정에 관련된 혈자리에 침을 놓고, 향부자, 백복신, 원지, 용안육과 같은 심신을 안정시키는 한약재를 사용하여 치료하게 됩니다.

결국, 목디스크를 예방하고 잘 관리하기 위해서는 스트레스를 줄이는 것이 필수입니다. 규칙적인 수면과 식사, 적절한 운동, 명상과 같은 생활습관은 스트레스 완화에 큰 도움이 됩니다. 이러한 꾸준한 관리가 건강한 목과 편안한 삶을 지켜주는 힘이 되어줍니다.

―― |3| ――

일자목과 거북목,
왜 위험할까요?

우리의 목뼈는 옆에서 보면 자연스러운 'C'자 곡선을 그리고 있습니다. 이 곡선은 머리의 무게를 효과적으로 분산시키고 외부 충격을 흡수하며, 목과 어깨에 가해지는 부담을 줄여주는 역할을 합니다. 정상적으로 경추의 곡선은 약 20도에서 40도 정도 유지되어야 하는데, 현대인들의 잘못된 자세 습관과 생활 패턴으로 인해 이 곡선이 사라지는 경우가 많습니다. 이러한 상태를 바로 '일자목'이라 부릅니다.

일자목은 목뼈가 거의 일자로 펴져, 머리의 무게가 목과 어깨 근육에 집중되게 합니다. 이로 인해 근육의 긴장과 통증이 발생하며, 어깨 결림, 두통 같은 증상이 나타날 수 있습니다. 일자목이 진행되면 목뼈가 오히려 반대 방향으로 휘어지는 '거북목'으로 악화되기도 합니다. 거북목은 머리가 몸의 중심선보다 앞으로 튀어나온 형태로, 경추뿐 아니라 어깨와 등, 심지어 허리까지 부담을 주게 됩니다.

이러한 변형은 단순한 자세 문제를 넘어 몸 전체의 균형과 건강에 부정적인 영향을 미칩니다. 목과 어깨 근육의 불균형으로 만성적인 피로감과 통증이 생기고, 등과 허리, 골반까지 연쇄적으로 부담을 주어 전신 통증으로 이어질 수 있습니다. 또한 목뼈의 전방 이동으로 경추 주변 신경과 혈관이 압박되면서 혈액순환 장애, 두통, 집중력 저하, 불면증 등이 동반될 수 있습니다.

이러한 구조적 문제는 시간이 지날수록 퇴행성 변화를 촉진하고, 목디스크(경추 추간판 탈출증)로 발전할 위험이 큽니다. 목디스크가 진행되면 팔과 손의 저림 증상이나 심한 경우 운동 기능 장애까지 유발될 수 있어 조기에 관리하는 것이 중요합니다.

일자목과 목디스크
어떻게 예방해야 할까요?

일자목과 목디스크는 대부분 잘못된 생활 습관에서 비롯됩니다. 따라서 이를 예방하기 위해서는 올바른 자세를 유지하고, 생활 속 작은 습관을 교정하는 것이 무엇보다 중요합니다.

먼저 앉은 자세가 기본이 됩니다. 허리는 등받이에 붙여 안정적으로 지지하고, 어깨는 편안하게 편 상태를 유지해야 합니다. 컴퓨터를 사용할 때는 모니터를 눈높이에 맞추어 목이 앞으로 숙여지지 않도록 해야 하며, 팔꿈치와 손목은 긴장 없이 자연스럽게 두는 것이 좋습니다. 스마트폰은 손에 든 채 아래로 고개를 숙여 보는 습관이 가장 해롭기 때문에, 반드시 눈높이로 들어 올려 사용하는 것이 바람직합니다.

수면 자세 역시 목 건강에 큰 영향을 미칩니다. 등을 대고 똑바로 눕거나 옆으로 누운 자세가 좋으며, 엎드려 자는 자세는 목에 과도한 압력을 가해 피하는 것이 좋습니다.

작업 환경을 개선하는 것도 중요합니다. 모니터와 눈의 거리를 적절히 유지하고, 키보드와 마우스는 팔꿈치가 책상과 수평이 되도록 배치해야 합니다. 장시간 작업을 피할 수 없다면 30분에서 1시간마다 일어나 가볍게 목과 어깨를 스트레칭해 주는 것이 필요합니다. 스마트폰과 태블릿 사용은 가급적 시간을 줄이고, 장시간 사용할 경우에는 반드시 중간중간 휴식을 취해야 합니다. 태블릿은 거치대를 사용해 목이 과도하게 숙여지지 않도록 조정하는 것이 좋습니다.

운전할 때도 마찬가지로 주의가 필요합니다. 등받이는 허리를 안정적으로 지지할 수 있는 각도로 세우고, 머리 받침대는 목의 높이에 맞추어 조절해야 합니다. 장거리 운전 시에는 1~2시간마다 잠시 멈추어 스트레칭을 해 주는 것이 목의 피로를 줄이는 데 도움이 됩니다.

이처럼 생활 속에서 올바른 자세와 환경을 유지하고, 규칙적인 스트레칭을 실천하는 것만으로도 목의 부담을 크게 줄일 수 있습니다. 결국 일자목과 목디스크 예방의 핵심은 작은 습관 하나하나를 꾸준히 관리하는 데 있습니다.

어떤 베개를 베고 자야 할까요?

이 질문은 단순한 잠자리 습관의 문제가 아니라, 우리 목의 건강과 직결된 중요한 요소입니다.

국내 한 한방병원에서 진행한 연구에 따르면, 경추 기능성 베개를 사용한 환자들이 일반 베개를 사용한 환자들보다 목 통증이 줄고 기능 회복이 더 빨랐습니다. 즉, 베개의 형태와 구조가 단순히 숙면뿐 아니라 경추의 정렬과 회복에도 직접적인 영향을 미친다는 의미입니다. 또한 여러 연구에서 올바른 경추 기능성 베개를 사용할 경우, 수면 중 경추의 바른 정렬 유지, 목 통증 감소, 수면의 질 향상, 아침의 목 피로도 완화 등의 효과가 보고되었습니다. 결국, 자신에게 맞는 베개를 선택하는 일은 단순한 편안함을 넘어, 경추 건강을 지키고 회복을 돕는 중요한 치료의 일부라고 할 수 있습니다.

한때 거위털 침구류가 유행했습니다. 그에 따라 거위털 베개도 인기가 많았습니다. 과연 목에도 좋았을지 같이 살펴보겠습니다. 호주에서 다양한 베개 유형에 따라 목, 어깨, 팔의 통증, 두통이 어떻게 달라지는 지에 대한 연구를 진행했습니다. 실험에 사용된 베개 유형은 폴리에스터 합성 섬유 베개, 일반 폼 베개, 곡선형 폼 베개, 깃털 베개, 라텍스 베개로 총 다섯 가지를 비교해보았습니다. 결과적으로 깃털 베개는 다른 베개들에 비해 목, 어깨, 팔 통증을 유발하는 비율이 가장 높았습니다. 라텍스 베개는 모든 증상에서 가장 우수한 성과를 보였으며, 목, 어깨, 팔 통증과 두통 감소 부분에서 가장 효과가 좋았습니다. 이렇게 보면 호텔에서 많이 사용하는 거위털 베개가 꼭 좋은 것만은 아닌 것 같습니다.

베개를 선택하실 때는 경추를 지지해 줄 수 있는 인체공학적인 굴곡형의 라텍스 베개가 가장 좋습니다. 베개의 높이는 바로 누울 때와 옆으로 누울 때를 모두 고려하여 6~11cm 정도가 적절합니다. 고침단명高枕短命이라는 말이 있습니다. 높은 베개를 베면 수명이 짧아진다는 말입니다. 너무 높은 베개는 목이 꺾여 기도 압박 및 목디스크 위험을 증가시킵니다. 반대로 베개를 안 베거나 아주 낮은 베개를 베는 분들이 있습니다. 하지만 너무 낮은 베개는 머리가 아래로 젖혀져 목 근육과 신경에 부담을 줄 수 있습니다.

목디스크의 한의학 치료

추나 치료

일자목과 목디스크는 대부분 목뼈의 정렬이 흐트러지고 불균형해진 것에서 시작됩니다. 추나 치료는 한의사가 수기를 통해 뼈, 근육, 관절을 평가하여 제자리로 회복시키는 치료법입니다. 이는 디스크 압력을 줄이고 신경 자극을 완화합니다.

추나 치료는 골격 구조와 함께 근육 기능까지 조절하여 근육 긴장 및 통증을 동시에 해소합니다. 또한 압력을 줄이고 염증 및 부종을 완화하여 디스크 회복에 좋은 환경을 만들어 줍니다.

실제로 한방재활의학과학회의 연구에 따르면 일자목 환자에게 4주간 추나 치료를 시행 시 경추 각도 개선 및 어깨 통증 감소가 확인되었습니다. 한의학회 연구에서는 경추 추간판 탈출증 환자에게 침, 약침, 추나 병행 치료 시 통증 및 기능 장애가 유의미하게 감소했음을 밝혔습니다. 중국에서 진행된 연구에서도 침과 추나 요법으로 목디스크를 치료하는 것이 약물 치료만 단독으로 시행한 것보다도 더 효과적이라고 보고하였습니다.

침 치료와 자하거 약침 치료

침 치료는 경혈점을 자극해 기혈 순환을 돕고, 근육 긴장을 완화하며, 신경의 과민 반응을 조절해 통증을 줄이는 데 효과적입니다. 일자목이나 목디스크로 인해 목 주위가 굳고 신경이 눌릴 때, 침은 혈류를 개선하고 긴장을 풀어서 증상 완화에 도움을 줍니다.

자하거는 펩타이드, 아미노산, 성장인자 등 조직 회복에 필요한 성분이 풍부하게 들어 있습니다. 특히 디스크나 신경 주변 조직이 손상된 경우, 자하거 약침은 손상 부위에 직접 작용해 세포 회복을 촉진하고 염증을 가라앉히는 효과를 기대할 수 있습니다.

반복적인 염증과 미세 손상이 있는 부위에 자하거 약침을 주입하면, 회복을 유도하면서 동시에 염증 반응을 조절해주는 효과를 볼 수 있습니다.

자하거에는 면역 반응을 조절하는 성분도 포함되어 있어, 과도한 염증을 억제하면서 회복에 필요한 환경을 만들어 줍니다. 따라서 단순한 진통을 넘어, 신경 주변의 재생과 염증 억제를 함께 도모할 수 있는 치료로 평가되고 있습니다.

침과 약침을 함께 사용하면 기혈 순환과 조직 회복을 동시에 유도할 수 있어, 통증 완화뿐 아니라 신경 회복과 재발 방지에도 좋은 효과가 있습니다.

특히 일자목이나 목디스크가 있는 경우에는 풍지, 풍부, 견정, 대추 같은 경추와 어깨 주변 혈자리에 시술합니다. 집에서는 이 부위를 손으로 지압하거나 주변 근육을 부드럽게 마사지해 주는 것도 도움이 되며, 압통이 느껴질 경우 주변까지 풀어주듯 자극하는 것이 좋습니다.

견정혈肩井穴은 어깨 상부 승모근의 정중앙에 있는 혈자리로 '어깨의 우물'이라는 뜻입니다. 어깨의 여러 경혈 가운데서도 가장 중요한 곳입니다. 어깨와 뒷목이 뻣뻣해지면 굳어진 승모근을 주무르게 되는데요. 그곳이 바로 견정입니다. 견정은 목과 어깨 통증, 두통, 고혈압, 뇌졸중 등에도 활용됩니다.

천주혈天柱穴은 목 뒷부분에 머리카락이 나기 시작하는 자리에 있는 굵은 근육의 바깥쪽으로 오목하게 들어간 자리입니다. '하늘을 떠받치는 기둥'이라는 뜻의 천주는 머리를 지지하는 중요한 경혈입니다. 목과 어깨 통증뿐만 아니라 두통, 스트레스, 안구 피로, 안구건조증 등에도 활용됩니다.

풍지혈風池穴은 머리 뒤쪽, 양쪽 귀 뒤를 지나 목으로 내려오는 근육이 만나는 부위의 오목하게 들어간 곳입니다. 보통 뒤통수 바로 아래, 목과 머리가 경계 짓는 움푹한 지점을 눌러 시원한 느낌이 드는 부위를 찾으면 됩니다. '바람의 못池'이라는 뜻의 풍지風池는, 바람으로 인한 외부 자극을 막고 머리 쪽 기혈의 순환을 돕는다는 의미를 담고 있습니다. 목의 통증뿐만 아니라 두통, 현기증, 피로, 시력 문제, 감기 등에도 활용됩니다.

완골혈完骨穴은 귀 뒤쪽으로, 귓볼의 뒤 아래쪽(유양돌기 뼈 아래 뒤쪽)으로 만져지는 오목한 부위입니다. 귓불을 뒤로 넘겼을 때 손가락이 자연스럽게 닿는 곳에 살짝 파인 지점이 완골입니다. '온전한 뼈'라는 뜻으로, 머리뼈와 관련된 영역 중 기와 혈이 잘 모이는 곳입니다. 목이 뻣뻣할 때뿐만 아니라 두통, 안면 신경마비, 불면, 이명, 스트레스 등에도 활용됩니다.

풍부혈風府穴은 머리 뒤쪽 정중앙, 뒷머리뼈(후두골) 바로 아래 움푹 들어간 지점에 위치합니다. 목을 앞으로 숙였을 때, 뒷머리 중앙에서 가장 위쪽에 만져지는 두개골 돌출부(바깥 뒤통수 융기) 아래를 손가락으로 짚어보면 오목하게 들어간 곳이 바로 풍부혈입니다. 풍부혈은 이름 그대로 '바람이 모이는 자리'라는 뜻을 가지고 있습니다. 예로부터 외부 자극, 특히 바람으로 인해 생기는 여러 질환을 다스리는 데 자주 사용되었습니다. 이 혈자리를 자극하면 두통이나 뒷목의 뻣뻣함이 완화되고, 스트레스와 불면증 같은 증상에도 도움이 됩니다.

한약 치료

침이나 약침 치료는 통증을 줄이고 신경을 자극하는 국소 치료에 해당한다면, 한약은 몸의 기초 체력을 회복시키고 전신적인 회복 환경을 만들어주는 치료라고 할 수 있습니다. 단순히 통증을 줄이는 데 그치지 않고, 염증을 가라앉히고, 디스크 주변 조직의 재생을 돕는 역할까지 합니다.

목디스크 주변의 염증이나 부종, 신경 압박, 만성적인 근육 경직이 반복되는 원인 중 하나가 바로 몸 전체의 허약함에서 비롯되는 경우가 많습니다. 이럴 때 한약은 기혈을 보하고, 혈류를 개선하며, 뼈와 근육을 튼튼하게 만들어주는 작용을 합니다.

특히 자하거 약침이나 침 치료와 병행하면, 치료 효과가 더 오래 유지되고 후유증도 줄이는 데 큰 도움이 됩니다. 또한 체질과 증상에 맞춰 한약을 처방하면, 목디스크로 인해 반복되는 염증과 긴장을 줄이고, 장기적으로는 디스크 퇴행을 예방하는 데에도 도움이 됩니다.

일자목과 목디스크가 있을 때는 갈근탕, 회수산, 견비탕과 같은 처방을 다용합니다.

갈근탕葛根湯은 칡뿌리인 갈근葛根을 중심 약재로 하는 처방입니다. 갈근은 예로부터 뒷목이 뻣뻣하고 근육이 굳을 때 자주 사용되었으며, 경직된 근육을 풀어주고 혈액 순환을 원활하게 하는 데 도움을 줍니다. 이 처방은 특히 목과 어깨가 당기고 결리며 두통이 동반될 때 많이 쓰입니다. 함께 들어가는 약재인 마황과 계지는 땀을 내어 몸속에 정체된 풍한(風寒, 찬 기운)을 흩어주고, 작약과 감초는 긴장된 근육을 이완시켜 통증을 완화합니다. 대추와 생강은 속을 따뜻하게 해주면서 약재들의 효과를 고르게 조화시킵니다. 갈근탕은 승모근 부위가 뻐근하고 머리가 무겁거나 당기는 느낌이 있을 때, 또는 감기 초기에 으슬으슬 춥고 목덜미가 뻣뻣한 증상이 있을 때 효과적인 처방입니다.

　　회수산回首散은 이름 그대로 "고개를 다시 돌릴 수 있게 해준다"는 의미를 담고 있는 처방입니다. 목이 뻣뻣하거나, 담이 뭉쳐서 움직이기 어렵고 고개를 좌우로 돌리기 힘들 때 자주 사용합니다. 회수산은 오약순기산이라는 처방에 강활, 독활, 목과가 가미된 처방입니다. 오약순기산은 기의 순환을 도와 통증을 완화하는 약으로 주요 구성 약재로는 마황, 진피, 오약, 천궁, 백지, 백강잠, 지각, 길경 등이 들어 있습니다. 회수산은 기혈을 소통시켜 노폐물인 담음을 제거하며, 경락의 흐름을 회복시켜주는 작용을 합니다. 고개를 돌릴 때 목이 당기고, 무겁고 뻣뻣한 느낌이 심할 때, 어깨와 등까지 함께 불편한 경우에 자주 쓰입니다.

견비탕蠲痺湯의 '견蠲'은 없앤다는 뜻이고, '비痺'는 저림·막힘·통증 같은 증상을 가리킵니다. 이름 그대로, 관절과 근육에 생긴 막힘과 저림을 풀어주는 데 초점을 둔 처방입니다. 특히 팔과 어깨로 퍼지는 통증이나 저림, 뻣뻣함이 있을 때 효과가 있습니다. 처방에 포함된 강활과 방풍은 관절에 쌓인 풍습風濕, 바람과 습기로 인한 병증을 몰아내고, 당귀와 적작약은 혈액을 보충해 근육을 부드럽게 풀어줍니다. 또한 황기는 기운을 북돋아 전반적인 체력을 보강합니다. 견비탕은 목디스크로 인해 손이 저리거나 팔이 무겁게 느껴지고, 목과 어깨가 뻐근한 경우에 활용하기 좋은 처방입니다.

목디스크의 태반 치료 사례

태반 치료 사례 1

"목디스크 치료하고 목, 어깨 통증과 팔 저림이 호전되었어요."

삼십 대 초반 사무직 남자 환자분이 어머니의 소개로 내원하셨습니다.

야근이 잦은 직장에서 근무하고 계셨고, 출퇴근만 하루에 세 시간 이상을 지하철로 오가는 상황이라 몸이 많이 지친 상태였습니다. 키가 180cm가 넘고 체격도 좋으신 분이라 겉보기엔 건강해 보였지만, 실제로는 만성 피로와 통증에 시달리고 계셨습니다.

"목이 너무 아파요. 자다가 오른쪽 팔이 저리고 손끝까지 찌릿해서 깨요. 잠도 못 자겠어요."

낮에는 일 때문에 몸이 피곤하고, 밤에는 통증과 저림 때문에 깊이 잠들지 못하는 악순환 속에서 하루하루를 버티고 계셨던 겁니다. 평소에는 하루 종일 컴퓨터 앞에 앉아 업무를 보셨고, 출퇴근길엔 고개를 숙인 채 스마트폰을 장시간 사용하셨으며, 집에서는 침대 헤드에 머리를 기댄 채 스마트폰을 보다가 잠드는 습관이 있었다고 하셨습니다.

진찰을 진행하고 X-ray 검사를 통해 목 상태를 확인해 보니, 정상적인 C자 커브를 넘어 반대로 휘어진 거북목 상태였습니다. 특히 경추 4번과 5빈, 그리고 5번과 6번 사이의 디스크 간격이 눈에 띄게 좁아져 있었고, 신경 압박이 의심되는 상태였습니다. 신경 자극 검사인 스펄링 테스트와 잭슨 테스트에서도 모두 양성 반응이 나왔습니다. 이후 진행한 MRI 검사에서도 경추 디스크 탈출과 퇴행성 변화가 확인되었습니다.

치료는 우선적으로 통증과 저림 증상 완화를 목표로 시작했습니다. 초음파 유도하에 경추 부위에 자하거 약침을 집중적으로 시술하였습니다. 총 다섯 차례의 약침 치료 후 팔 저림 증상은 90% 이상 소실되었습니다. 저림이 줄어들면서 수면 중에 자주 깨는 일이 사라졌고, 덩달아 수면의 질도 눈에 띄게 좋아졌습니다.

하지만 여전히 전신 피로감과 목의 묵직한 통증이 남아 있었고, 환자분의 맥도 약한 편이어서 기혈의 순환을 돕는 한약 치료가 필요했습니다. 그래서 목 어깨의 근육 긴장을 해소하는 데 도움이 되는 갈근이 들어간 처방인 태음인 갈근해기탕에 피로 회복을 돕고 심신을 안정시키고 혈을 보하는 용안육과 자하거 등을 배합한 한약을 처방해드렸습니다.

치료를 한 달 정도 이어가자 목 통증과 피로감은 거의 못 느낄 정도로 개선되었고, 오른팔의 저림 증상은 완전히 사라졌습니다. 이후 남은 통증 치료와 근본 회복을 위해 침 치료와 물리치료를 병행하였습니다. 특히 비정상적인 경추 정렬을 바로잡기 위한 추나 요법을 약 10회에 걸쳐 진행했습니다.

환자분은 성실하게 치료에 임하였고, 결과적으로 목과 어깨 통증, 팔 저림까지 모두 회복되어 일상으로 무사히 복귀하였습니다.

재발을 막기 위한 생활습관 관리도 함께 진행했습니다. 우선 사무실에서는 모니터 높이를 눈높이에 맞게 조정했고, 업무 중에도 한 시간에 한 번씩 목과 어깨 스트레칭을 하기로 하였습니다. 지하철 출퇴근은 당장은 어쩔 수 없지만, 그 시간에 스마트폰 사용은 최대한 줄이고, 가능하면 앉았을 때 눈을 감고 휴식을 취하거나 목을 숙이지 않는 자세로 조절해보기로 했습니다. 이런 작은 변화들이 반복적인 디스크 문제를 예방하는 데 큰 도움이 됩니다.

이 환자분처럼 아직 젊은 연령에서도 목디스크나 경추 협착과 같은 문제는 충분히 나타날 수 있습니다. 특히 현대인들이 겪는 장시간 스마트폰 사용, 구부정한 자세, 야근과 수면 부족 등은 모두 목 건강을 위협하는 중요한 요인들입니다. 무엇보다 중요한 것은 초기 통증과 저림 증상을 방치하지 않고 적절한 시기에 치료를 시작하는 것, 그리고 증상이 호전된 이후에도 생활 속 습관을 바로잡는 노력입니다.

태반 치료 사례 2

"스마트폰에 뺏긴 내 목 건강, 자하거 약침과 추나로 되찾았어요."

40대 후반의 사무 행정직 여성 환자분께서 목 통증과 팔 저림을 호소하면서 내원하셨습니다. 하루 8시간 이상 컴퓨터와 씨름하고, 출퇴근길과 잠들기 전까지 손에서 스마트폰을 놓지 않는, 우리 주변에서 흔히 볼 수 있는 평범한 직장인이었습니다. 유튜브 영상과 SNS는 잠시의 위안이었지만, 그 대가는 혹독했습니다.

"언제부턴가 어깨에 돌덩이를 얹고 사는 것 같았어요. 만성피로는 기본이고, 오후만 되면 두통까지 심해져서 진통제를 달고 살았죠. 그러다 얼마 전부터는 오른쪽 팔까지 전기가 흐르는 듯 찌릿하고 저려서 자다가 깨기 일쑤였어요. 마우스 잡는 손가락 끝까지 감각이 둔해지니 겁이 덜컥 났습니다."

환자분은 내원 당시 목을 뒤로 젖히거나 돌릴 때마다 심한 통증을 호소했으며, 이미 만성적인 목과 어깨의 긴장으로 근육이 심하게 굳어 있었습니다. 진찰과 X-ray 검사 결과, 목의 정상적인 C자 커브가 완전히 소실된 일자목(거북목) 상태였고, 경추 5번과 6번 사이의 디스크 간격이 좁아져 신경을 압박하고 있는 '경추 추간판 탈출증', 즉 목디스크 초기라는 진단을 받았습니다. 장기간의 잘못된 자세가 목에 지속적인 압박을 가한 결과였습니다.

가장 시급한 문제는 환자의 수면까지 방해하는 팔 저림과 통증이었습니다. 이를 해결하기 위해 자하거 약침 치료가 우선적으로 시행되었습니다. 초음파로 신경이 눌린 부위를 직접 확인하며, 염증이 발생한 경추 주변 혈자리에 자하거 약침을 주입했습니다.

자하거 약침은 풍부한 성장인자와 항염증 성분을 통해 손상된 신경 주변 조직의 염증을 효과적으로 가라앉히고, 세포 회복을 촉진하는 역할을 합니다. 3~4회의 집중 치료 후, "칼로 베는 듯한 통증이 부드러워지고, 팔로 뻗어 나가던 찌릿한 저림 증상이 80% 이상 사라졌어요." 라며 야간 통증이 줄어 수면의 질이 개선된 점을 가장 만족해했습니다.

급성 통증이 완화된 후에는 몸의 근본적인 회복력을 높이고 재발을 막기 위한 자하거 한약 치료가 병행되었습니다. 환자분은 만성적인 피로와 근육 경직, 순환 저하를 함께 겪고 있었습니다. 이에 따라 뻣뻣한 근육을 풀어주고 解肌, 기혈을 보충하며, 어깨와 팔의 저림과 통증 痺症을 완화하는 데 초점을 맞춘 맞춤 한약이 처방되었습니다.

처방에는 목과 어깨의 긴장을 풀어주는 갈근 葛根, 기운을 보하고 저림을 완화하는 황기 黃芪, 혈액순환을 돕는 당귀 當歸와 함께 자하거 등의 약재가 포함되었습니다. 한약 치료는 단순한 통증 억제를 넘어, 디스크와 신경이 회복될 수 있는 최적의 신체 환경을 조성해주었습니다. 한약을 복용하며 환자분은 "늘 몸을 짓누르던 피로감이 줄고, 몸이 한결 가벼워지는 것을 느꼈다."라고 말씀하셨습니다.

통증이 80% 이상 개선된 뒤에는 일자목을 바로잡기 위한 추나 요법도 집중적으로 시행하였습니다. 일자목이 남아 있으면 목디스크가 재발할 수 있기 때문에 근본적으로 정상적인 커브를 만들어서 재발을 막아야 했습니다. 추나 요법을 통해 경추의 C자 커브가 회복되면서 디스크에 가해지던 구조적인 압력이 근본적으로 해소되었습니다. 약 2개월간의 꾸준한 추나 치료 후, 환자는 만성적인 목과 어깨의 뻐근함에서 완전히 해방될 수 있었습니다.

환자분은 모든 치료를 마친 후 통증 없이 업무와 일상에 복귀했습니다. 현대인에게 흔한 목디스크는 단순히 진통제로 버틸 문제가 아니라, 몸이 보내는 구조적, 기능적 이상 신호입니다. 자하거 약침으로 급성 염증과 통증을 잡고, 한약으로 몸의 회복력을 끌어올리며, 추나 요법으로 구조적인 원인을 해결하는 한의학의 통합적 접근은 목 건강을 되찾는 효과적인 해법이 될 수 있습니다.

| 7장 |

어깨 질환과 태반 요법

―| 1 |―
팔 들기도 힘든 어깨,
오십견인가요?

나이가 들면서 어깨가 시큰거리고 쑤신다면, 문득 "혹시 나도 오십견인가?" 하는 걱정이 앞서기 마련입니다.

예전에는 팔을 쭉 뻗어 물건도 쉽게 잡고, 머리도 자유롭게 빗었는데, 이제는 이 작은 동작들마저 버겁게 느껴진다면 더더욱 그렇습니다. 어깨는 우리 몸에서 가장 넓은 범위로 움직이는 관절이기에, 다른 관절에 비해 손상과 질환에 더 취약합니다. 특히 중년 이후 퇴행성 변화를 겪으며 어깨 질환의 발병률이 급격히 증가합니다. 그중에서도 대표적인 질환으로 오십견, 회전근개 증후군, 어깨 충돌 증후군이 있습니다.

오십견은 어깨 관절에 염증이 생기고 조직이 유착되면서 통증이 발생하고, 움직임이 제한되는 질환입니다. 팔을 들어 올리거나 뒤로 젖히는 동작이 어려워지는 특징이 있습니다. 반면, 회전근개 증후군은 어깨를 움직이는 근육과 힘줄이 손상되면서 통증과 기능 저하가 나타나는 질환입니다.

어깨 충돌 증후군은 어깨를 덮고 있는 견봉과 팔 위쪽 뼈인 상완골두 사이가 좁아져 회전근개 힘줄이 끼이거나 마찰을 일으켜 통증을 유발하는 질환입니다. 팔을 위로 올릴 때 통증이 심해지는 것이 특징이며, 주로 밤에 통증이 더 심해질 수 있습니다. 오십견, 회전근개 증후군과 마찬가지로 초기에 진단하고 치료하는 것이 매우 중요합니다. 방치할 경우 만성 통증으로 이어지거나 회전근개 파열로 진행될 수 있습니다.

어깨 통증은 만성적이거나 지속적인 경우가 많아서, 단순히 신체적 불편함을 넘어 정신적으로 스트레스를 유발할 수 있습니다. 실제로 연구에 따르면 어깨질환을 앓는 환자 중 약 22.3%가 우울증, 19.2%가 불안장애, 81.5%는 수면장애를 호소하고 있었으며 42.7%가 신경정신과 약물을 복용하고 있었습니다. 이처럼 어깨 질환은 신체적인 고통뿐만 아니라 정신적인 어려움까지 동반하는 경우가 많습니다.

오십견의 증상은 무엇인가요?

오십견은 의학적으로는 '유착성 견관절낭염'이라 부릅니다. 흔히 '동결견'이라고도 불리는데, 그 이름처럼 어깨가 얼어붙은 듯 뻣뻣해지면서 움직이기 어려워지고 상당히 심한 통증이 동반되는 질환입니다. 이런 증상은 어깨를 감싸고 있는 관절낭에 염증이 생기면서 시작됩니다. 시간이 지나면서 관절낭이 두꺼워지고, 주변 조직끼리 달라붙으면서 움직일 수 있는 범위가 점점 좁아지게 됩니다. 옷을 벗을 때, 팔을 뒤로 돌릴 때, 팔을 머리 위로 들 때 통증이 생기고 동작이 불가능해지기도 합니다.

'오십견'이라는 이름은 50대에 주로 발병한다는 점에서 붙여졌지만,

요즘은 장시간 컴퓨터 앞에 앉아 일하는 20~30대 직장인이나 어깨 부상을 방치한 젊은 층에서도 종종 발생하고 있습니다.

오십견의 대표적인 증상은 어깨의 극심한 통증과 운동 범위의 제한입니다. 처음에는 통증이 서서히 시작되는데, 특히 밤에 더 심해져서 숙면을 방해하는 경우도 많습니다. 팔을 움직이지 않아도 통증이 지속되고, 시간이 지나면서 어깨의 움직임이 점점 어려워지게 됩니다. 특히 팔을 머리 위로 올리거나 등 뒤로 돌리는 동작이 점점 힘들어집니다. 옷을 입거나 머리를 빗는 것처럼 평소 쉽게 하던 동작조차 어렵게 느껴질 수 있습니다. 보통은 한쪽 어깨에 발생하지만, 한쪽 어깨에서 시작된 증상이 반대쪽 어깨로 이어지기도 합니다.

오십견의 증상은 보통 세 단계로 진행됩니다.

먼저 '통증기'에서는 어깨 통증이 점점 심해지고, 어깨를 움직이는 것이 힘들어지기 시작합니다. 이 시기에는 가만히 있어도 통증이 나타나고, 팔을 움직이면 더 아픈 느낌이 듭니다.

그다음 '동결기'에 들어서면 통증은 조금 줄어들지만, 어깨가 굳은 것처럼 움직이기 어렵습니다. 팔을 들거나 돌리기가 힘들어지고, 일상생활에서 불편함을 많이 느끼게 됩니다.

마지막으로 '해빙기'에 접어들면 어깨의 움직임이 서서히 회복되면서 통증도 점차 줄어듭니다. 그러나 모두가 완전히 회복되는 것은 아니어서, 일부 환자분들은 만성적인 운동 제한을 겪기도 합니다.

| 3 |

오십견의 원인이 무엇인가요?

오십견의 발병 원인은 아직 완전히 밝혀지지 않았지만, 여러 가지 요인이 복합적으로 작용하여 어깨의 관절낭에 염증과 유착이 생기는 것으로 알려져 있습니다. 오십견은 크게 원인을 알 수 없는 '특발성'과 다른 요인으로 인해 발생하는 '이차성'으로 나뉩니다.

특발성 오십견은 주로 40대에서 60대 사이에 나타납니다. 나이가 들면서 어깨 관절을 감싸는 관절낭의 탄력성이 떨어지고, 염증이 생기면서 유착이 형성되는 것이 주요 원인으로 추정됩니다. 특히 여성에게서 발생률이 더 높은데, 이는 폐경 이후의 호르몬 변화와 관련이 있을 가능성이 제기되고 있습니다.

이차성 오십견은 다른 요인들로 인해 발생하는 경우를 말합니다. 여기에는 어깨의 부상이나 수술 후유증, 내과적 질환, 관절 사용의 제한, 염증성 요인 등이 포함됩니다. 어깨가 골절되거나 탈구되었거나, 회전근개가 파열되는 등의 부상을 입었을 때 오십견이 발생하기도 합니다. 어깨 수술 후에 관절의 사용이 제한되면 유착이 생길 가능성이 높아집니다. 갑상선 질환이나 당뇨병, 심혈관 질환 등도 오십견의 주요 위험 요인으로 알려져 있습니다.

특히 당뇨병 환자의 경우 정상인에 비해 오십견 발생 위험이 2배에서 4배 정도 높은 것으로 알려져 있습니다. 어깨를 장기간 사용하지 않거나 한쪽에만 부담을 주는 비대칭적인 자세나 습관도 오십견을 유발합니다.

오십견과 어깨 질환들은 연관성이 있나요?

어깨는 구조가 복잡하다 보니 다양한 질환들이 발생할 수 있고, 그 질환들은 종종 서로 연관되어서 나타나기도 합니다. 한 가지 질환이 다른 질환을 유발하거나, 둘 이상의 질환이 동시 발생하는 경우도 많습니다. 이것은 어깨의 구조적인 특성상, 한 부분의 손상이나 문제가 다른 부분에도 영향을 주기 때문입니다. 회전근개 증후군, 충돌 증후군, 극상근건염, 회전근개파열 등의 어깨 질환들은 오십견으로 발전할 수 있습니다.

회전근개란 무엇인가요?

회전근개는 어깨 관절을 감싸는 네 개의 근육과 연결된 힘줄로 이뤄진 구조입니다. 어깨의 움직임과 안정성에 중요한 역할을 하고 있습니다. 이 근육들은 견갑골(날개뼈)에서 시작되어 상완골(팔뼈)의 머리 부분에 부착되어 있어서 어깨 관절의 회전 및 움직임을 조절합니다.

회전근개를 구성하고 있는 근육은 극상근, 극하근, 소원근, 견갑하근이 있습니다. 극상근은 어깨를 들어 올리는 역할을 하고, 극하근과 소원근은 팔을 바깥쪽 방향으로 회전시키는 데에 관여하며, 견갑하근은 어깨의 내회전을 담당하고 있습니다.

회전근개는 단순하게 팔을 움직이는 것에 그치지 않고, 어깨 관절 중심을 잡아주는 안정 장치 역할도 합니다. 특히 팔을 들거나 돌릴 때 관절이 제 위치를 유지하도록 도와주기 때문에, 정확하고 부드럽게 어깨를 움직이도록 해줍니다. 이처럼 어깨 관절의 안정성과 유연성을 유지하는 데 필수적인 구조이지만, 반복적인 사용이나 부상으로 인해 손상되기 쉽습니다. 이러한 손상은 어깨의 통증과 움직임의 제한을 가져와 결국 회전근개 질환으로 발전하기도 합니다.

회전근개 증후군과 주요 증상

회전근개 증후군은 어깨를 감싸고 있는 회전근개와 그 힘줄에 염증이 생기거나 손상이 발생하여 통증이나 기능 장애를 일으키는 질환입니다. 이 증후군은 반복적인 어깨 사용, 외상, 퇴행성 변화 등 다양한 원인으로 발생합니다. 특히 팔을 자주 들어 올리는 활동을 하는 분들에게 흔하게 나타납니다.

회전근개 증후군의 가장 흔한 증상은 어깨 통증입니다. 초기에는 팔을 들어 올리거나 특정한 각도로 움직일 때만 통증이 느껴지지만, 상태가 악화되면 가만히 있어도 통증이 지속됩니다. 통증은 주로 어깨의 앞쪽이나 바깥쪽에서 느껴지며, 팔을 들거나 뒤로 돌리는 동작이 어려워지기도 합니다. 심한 경우에는 통증이 극심해지거나 힘이 약해진 것 같은 느낌이 동반될 수 있습니다.

회전근개가 손상되면 어깨 근력이 약해져 무거운 물건을 드는 것이 힘들어집니다. 특정 방향으로 팔을 사용하는 것이 어려워져 일상생활에 불편함을 끼치고, 어깨의 안정성이 저하되어 장기적으로는 어깨 주변 근육이 위축됩니다.

어깨를 움직일 때 관절 부위에서 갈리는 소리나 딸깍거리는 소리인 관절 탄발음이 발생하기도 합니다. 이는 뼈와 힘줄이 비정상적으로 마찰되거나 염증 부위가 자극을 받아 발생하는 현상입니다.

회전근개 증후군의 주요 원인이 어떻게 되나요?

회전근개 증후군은 다양한 요인들이 복합적으로 작용해 나타납니다. 반복적인 사용으로 인한 손상, 외상, 퇴행성 변화, 구조적인 문제 등이 원인이 됩니다.

어깨를 반복적으로 사용하면 회전근개의 힘줄에 지속적인 스트레스가 가해져 손상이 생깁니다. 특히 야구나 배드민턴, 테니스처럼 머리 위로 팔을 자주 들어 올리는 운동과 직업적으로 팔을 들고 일을 하는 분들은 회전근개에 손상이 빈번하게 생깁니다. 또한 같은 움직임을 반복하게 되면 힘줄이 마찰을 더 많이 받게 되어 염증이나 미세한 손상이 발생하여 회전근개 증후군의 위험을 높이게 됩니다.

교통사고나 넘어질 때 팔을 뻗은 상태로 부딪히거나 어깨를 강하게 부딪히는 갑작스럽고 강한 충격 또한 회전근개 손상의 주요 원인이 됩니다.

나이가 들면서 회전근개는 자연스럽게 약해지고 퇴행성 변화를 겪게 됩니다. 힘줄의 탄력이 떨어지고 혈액 공급이 감소하면서 치유 능력도 저하됩니다. 이러한 변화는 보통 40대 이후부터 더욱 뚜렷해지고 반복적인 사용이나 미세한 손상과 결합되어 회전근개 증후군의 가능성을 높이게 됩니다.

어깨 관절의 구조적인 문제도 회전근개 증후군의 중요한 원인 중 하나입니다. 어깨뼈의 모양이 비정상적이거나 뼈가 돌출된 부분이 있으면 힘줄이 압박을 받아 염증이 생기거나 손상이 가속됩니다. 이러한 상태를 '견봉하 충돌 증후군'이라고 부르는데, 이는 회전근개에 추가적인 부담을 주어 증상을 악화시키게 됩니다.

그 외에도 비만, 흡연, 당뇨와 같은 생활습관이나 건강 상태도 회전근개에 영향을 미칩니다.

어깨 충돌 증후군, 어떤 병인가요?

어깨 충돌 증후군은 어깨 관절 안에서 회전근개와 견봉이라는 뼈 사이 공간이 좁아지면서, 그 사이에 있는 구조물들이 서로 부딪혀 통증이 생기는 질환입니다. 어깨 통증을 일으키는 여러 가지 원인 중에서도 충돌 증후군이 차지하는 비율이 무려 44%나 된다고 알려져 있습니다. 실제로 우리나라에서는 어깨 질환으로 병원을 찾는 분들이 점점 늘고 있는데, 2011년에는 약 175만 명 정도였던 환자 수가 2021년에는 249만 명까지 증가했습니다. 그중에서도 어깨 충돌 증후군으로 병원을 찾은 분이 약 49만 명이나 되었다고 하니, 그만큼 많이 발생하는 질환이란 걸 알 수 있습니다.

특히 팔을 자주 들거나 어깨를 반복적으로 사용하는 일을 하시는 분들에게서 잘 생깁니다. 예를 들어 미용사, 목수처럼 팔을 드는 일이 많은 직업을 가진 분들이나, 배드민턴이나 수영, 테니스 같은 운동을 즐기는 분들에게 흔히 나타납니다.

가장 대표적인 증상은 어깨 통증입니다. 팔을 들어 올리거나 옆으로 벌릴 때 유독 아프고, 그 통증은 어깨 옆쪽이나 앞쪽에서 주로 느껴집니다. 밤에 누워 있을 때 더 아파지는 경우가 많아서, 잠을 설칠 수도 있고 자다가 통증 때문에 깨기도 합니다. 병이 조금 더 진행되면 어깨의 움직임 자체가 제한돼서, 팔을 들어서 물건을 집거나 머리 위로 손을 올리는 일처럼 평소 아무렇지 않게 하던 동작들이 불편해집니다. 또 어깨를 움직일 때 딸깍거리는 소리가 나거나, 안에서 뻐근하고 걸리는 느낌이 들기도 합니다.

어깨 충돌 증후군을 방치하면 통증이 점점 심해지고, 어깨가 굳어서 제대로 움직이지 않게 되기도 합니다. 어깨를 움직이는 힘줄인 회전근개가 찢어지거나, 염증이 퍼져서 관절낭과 인대까지 굳게 되어 어깨가 아예 굳어지는 오십견으로도 진행됩니다.

그래서 어깨에 통증이 생기면 '조금 쉬면 괜찮겠지.' 하고 넘기는 것보다는, 초기에 진단을 받고 적절한 치료를 받는 게 중요합니다.

회전근개파열, 어깨 힘줄이 찢어졌다고요?

회전근개파열은 어깨 안쪽에 위치한 근육과 힘줄에 손상이 생기는 질환입니다. 이 근육과 힘줄은 팔을 움직일 때 어깨를 지지해주는 중요한 역할을 합니다. 이 부위가 찢어지거나 끊어지게 되면 어깨에 통증이 생기고 움직임이 불편해지게 됩니다. 파열의 정도는 조금만 찢어진 경우부터 완전히 끊어진 경우까지 다양하게 나타납니다. 특히 힘줄이 완전히 손상되면 팔을 들어 올리거나 돌리는 동작을 하기 어렵고, 어깨 관절이 불안정하게 느껴지기도 합니다.

이런 손상은 갑자기 무거운 것을 들다가 생기기도 하지만, 대부분은 오랜 시간 어깨를 많이 사용하면서 서서히 쌓인 부담으로 인해 발생합니다. 특히 나이가 들면서 어깨 힘줄도 점차 약해지고 닳게 되는데, 이런 변화가 회전근개파열을 유발하는 주요 원인이 됩니다.

회전근개에 이상이 생기면 어깨를 움직일 때 특히 통증이 심하게 느껴집니다. 팔을 위로 들어 올리거나 돌리는 동작이 힘들고, 힘이 빠지는 느낌도 들 수 있습니다. 진행되면 팔이 일정 범위 이상으로는 움직이지 않게 되고, 어깨를 자유롭게 쓰기가 어려워집니다. 밤에는 통증이 더 심해져서 아픈 쪽으로 눕기가 어렵고, 숙면을 취하지 못해 피로감이 쌓이는 경우도 많습니다. 때로는 팔을 움직일 때 어깨 안에서 소리가 나거나, 뭔가 걸리는 듯한 불편한 감각이 느껴지기도 합니다.

어깨를 쓰는 것이 불편하다 보니 자연스럽게 덜 움직이게 되고, 그렇게 되면 어깨 관절이 굳으면서 오십견으로 이어질 가능성도 커지게 됩니다. 회전근개파열과 오십견은 모두 어깨의 퇴행성 변화와 관련이 깊습니다. 그런데 회전근개파열이 있는 상태에서 어깨가 굳기 시작하면 치료가 더 어려워지고, 통증도 더 오래 가게 됩니다.

회전근개가 파열된 경우에는 본인은 팔을 들기 힘들어도, 다른 사람이 도와서 들어주면 어느 정도 올라가지만 오십견은 관절이 굳어 있어서 누가 도와줘도 팔이 잘 들리지 않습니다.

| 5 |
어깨 수술을 받았는데 재활 치료 꼭 필요한가요?

수술을 한 뒤에는 무엇보다 수술 부위를 다시 다치지 않게 보호하는 것이 중요합니다. 일정 기간 동안 어깨를 고정해 두고, 팔을 함부로 움직이지 못하게 해야 수술한 부위가 안정적으로 회복될 수 있습니다. 그러나 오랫동안 어깨를 움직이지 않으면 관절이 뻣뻣하게 굳고, 팔을 쓰기 불편해지며, 근육도 약해집니다.

이때 필요한 과정이 바로 재활 치료입니다. 재활 치료는 굳어 있는 관절과 근육을 조금씩 움직여 유연성을 되찾도록 돕습니다. 또한 수술 이후에는 어깨 근육을 쓰지 않으면서 약해진 근육을 강화해줍니다. 즉, 재활 치료는 다시 잘 움직이고 튼튼해지도록 만드는 과정입니다. 특히 골절이나 회전근개 파열 수술을 받은 뒤에는 단순히 상처가 아물기만 하면 되는 게 아니라, 어깨의 통증을 줄이고 정상적인 움직임을 되찾는 것이 무척 중요합니다. 통증 때문에 팔을 덜 쓰면 근육이 더 약해지고, 관절이 굳어지는 악순환이 생길 수 있기 때문입니다.

재활 치료 방법에는 여러 가지가 있는데, 한의학에서는 침, 부항, 약침, 추나요법 같은 치료를 많이 활용합니다. 실제로 경희대한방병원에서 발표한 연구에 따르면, 어깨 수술 환자 중 한방 재활 치료를 받은 사람들은 그렇지 않은 사람들에 비해 진통제를 훨씬 덜 사용했다고 합니다. 이는 한의학 치료가 통증을 줄이는 데 실제로 효과가 있음을 보여줍니다.

한방 재활 치료는 단순히 아픈 증상을 완화하는 데 그치지 않습니다. 어깨 관절의 자연스러운 회복을 도와서 다시 원래처럼 움직일 수 있도록 만들어 줍니다. 물론 주의해야 할 점도 있습니다. 수술을 하고 나서 무리해서 어깨를 쓰면, 수술한 부위에 다시 염증이 생기거나 손상이 올 수 있습니다. 그렇게 되면 회복이 늦어지고, 경우에 따라 재수술이 필요할 수도 있습니다. 따라서 수술 직후에는 안정을 취하면서, 한의사의 지시에 따라 천천히 재활 치료를 이어가는 것이 중요합니다.

결국, 수술 후 어깨 재활 치료는 단순히 아픈 곳을 치료하는 것을 넘어 다시 건강한 일상으로 돌아가기 위한 필수 과정입니다. 어깨를 다시 자유롭게 움직일 수 있게 하고, 근육을 튼튼하게 만들어 주며, 재발을 막는 데도 큰 도움이 됩니다.

오십견과 회전근개 증후군의 한의학 치료

한의학에서는 오십견을 비롯한 어깨 통증을 단순히 관절의 손상으로만 보지 않습니다. 몸 전체의 균형과 기능의 문제, 그리고 외부 환경의 영향이 함께 작용하여 나타나는 질환으로 이해합니다. 외부적인 원인으로는 풍한습風寒濕의 침범이 대표적입니다. 바람, 차가움, 습기가 어깨 부위의 경락에 들어오면 기혈의 순환이 원활하지 못해지고, 이로 인해 통증과 뻣뻣함이 발생합니다.

내부적인 원인으로는 기혈이 점차 쇠약해지는 것입니다. 나이가 들면 기와 혈이 줄어들고 회복력이 떨어지게 됩니다. 혈액순환이 원활하지 못하고 정체되어 혈맥응체血脈凝滯가 생기면 만성적인 염증이 유발되고, 조직이 굳어지면서 어깨 관절의 유착과 통증이 심해집니다. 그래서 중년 이후의 어깨 통증은 쉽게 낫지 않고 오래 지속되는 경우가 많습니다. 여기에 체내 노폐물인 담음痰飮이 어깨 주변에 쌓이면 인대와 조직을 두껍게 만들고 유연성을 떨어뜨려 움직임을 방해하며 통증을 악화시킵니다.

따라서 한의학에서는 치료의 목표를 단순한 통증 완화에 두지 않습니다. 풍한습을 몰아내고祛風散寒除濕, 정체된 기혈의 흐름을 회복시키며活血行氣, 담음을 없애祛痰 어깨 관절의 유착을 해소하고 본래의 기능을 되찾도록 돕습니다.

침 치료와 자하거 약침 치료

어깨 질환은 주로 근육과 인대가 긴장되거나, 염증이 생기거나, 조직이 서로 달라붙는 유착 때문에 통증과 움직임의 제한이 발생합니다. 침 치료는 어깨와 관련된 경혈을 자극하여 기혈의 흐름을 원활하게 하여 염증과 통증을 완화하는 데 도움이 됩니다.

또한 자하거 약침 치료는 손상된 근육과 인대의 회복을 촉진하고, 어깨 주변의 혈액순환을 도와 자연스러운 치유 과정을 이끌어냅니다. 자하거의 항산화 항염증 작용과 풍부한 성장인자들이 손상된 관절과 주변 조직의 빠른 회복을 돕습니다. 이 과정에서 조직이 정상 상태로 재생되면서 어깨의 통증이 줄어들고 움직임이 점차 회복됩니다.

다음 혈자리는 침 치료 및 약침 치료에 다용하는 혈자리입니다. 혈자리 주위로도 압통이 느껴진다면 주변을 충분히 마사지해서 수시로 지압을 해주면 좋습니다.

비노혈臂臑穴은 수양명대장경手陽明大腸經에 속한 혈자리로 '비노'는 팔臂과 위팔을 뜻합니다. 팔을 곧게 뻗었을 때 팔 바깥쪽, 견우와 곡지肘 사이를 이은 선에서 곡지 위 7촌 지점에 위치합니다. 이 혈은 팔과 어깨의 통증, 팔 마비, 신경통, 목의 뻣뻣함 등에 자주 활용됩니다. 특히 어깨나 팔을 많이 쓰는 사람에게 기혈 순환을 돕고 근육 피로를 풀어주는 데 유용합니다. 가볍게 눌러주면 어깨로 이어지는 대장경의 흐름이 부드러워져 팔이 한결 가벼워집니다.

견우혈肩髃穴은 수양명대장경手陽明大腸經의 혈자리로 '견우'는 어깨의 가장 앞부분을 의미합니다. 어깨 관절 앞쪽, 팔을 옆으로 들었을 때 어깨뼈 봉우리 앞쪽에 생기는 오목한 곳입니다. 견우혈은 어깨와 팔의 통증, 경련, 오십견, 팔의 움직임 제한에 두루 쓰입니다. 회전근개 손상이나 충돌 증후군으로 팔을 들어 올리기 어려울 때 이 혈을 눌러주면 통증이 완화되고 어깨의 유연성이 회복됩니다. 또한 반신불수로 인한 어깨·팔 마비에도 자주 응용됩니다.

견정혈肩井穴은 족소양담경足少陽膽經의 혈자리로, '견정'은 '어깨의 우물'을 뜻합니다. 고개를 숙였을 때 목뼈(대추혈)와 어깨 끝(견봉)을 이은 선의 중점, 즉 승모근이 가장 두껍고 높은 지점에 위치합니다. 이 혈은 어깨 결림 해소, 두통, 중풍 후유증, 고혈압 등에 효과적입니다. 특히 어깨가 뭉치고 결릴 때 견정혈을 눌러주면 막힌 담경의 기혈이 뚫리며 근육이 이완됩니다. 긴장성 두통이나 목·어깨 결림으로 머리가 무거울 때도 함께 자극하면 시원함을 느낄 수 있습니다.

견료혈肩髎穴은 수소양삼초경手少陽三焦經의 혈자리로, '견료'는 어깨뼈의 움푹 들어간 부위를 뜻합니다. 어깨 관절 뒤쪽, 팔을 옆으로 들었을 때 어깨뼈 봉우리 뒤쪽에 생기는 오목한 곳입니다. 견료혈은 어깨 관절의 운동 제한, 오십견, 팔을 들어 올릴 때 생기는 통증, 팔 마비, 오십견성 근육 긴장에 자주 쓰입니다. 특히 팔을 높이 들기 힘들 때 이 부위를 눌러주면 견봉 하부의 순환이 원활해지고 어깨의 운동 범위가 넓어집니다.

천종혈天宗穴은 수태양소장경手太陽小腸經의 혈자리로 '천종'은 '하늘의 으뜸 자리'라는 뜻입니다. 견갑골 아래쪽의 중앙 부위에 위치하며, 누르면 뻐근하게 느껴지는 곳입니다. 어깨 주변의 통증, 팔을 들어 올리기 힘든 증상, 가슴 통증, 천식 등에 활용됩니다. 어깨가 묵직하거나 날개뼈 주변이 뻐근할 때 천종혈을 두드리거나 지압하면 근육이 풀리고 혈액순환이 개선되어 어깨 피로가 빠르게 회복됩니다.

한약 치료

대표적으로 한의학에서는 가미도핵승기탕加味桃核承氣湯, 갈근탕葛根湯, 계지가갈근탕桂枝加葛根湯, 서경탕舒經湯, 회수산回首散과 같은 처방을 자주 사용합니다. 이 처방들은 모두 어깨 통증에 쓰이지만, 각각 다른 성질과 효과를 가지고 있기 때문에 환자의 증상과 체질에 맞추어 처방합니다.

가미도핵승기탕加味桃核承氣湯은 어혈을 풀고 염증을 가라앉히는 데 중점을 둔 한약 처방입니다. 기본이 되는 '도핵승기탕桃核承氣湯'에 몇 가지 약재를 더해 증상에 따라 응용할 수 있도록 구성된 처방입니다.

중심이 되는 약재는 복숭아씨, 즉 도인桃仁입니다. 도인은 한의학에서 대표적인 활혈거어活血祛瘀 약재로, 혈액이 한곳에 정체되어 생기는 통증이나 염증, 부종 등에 효과가 탁월합니다. 특히 관절 주변에 어혈이 쌓이면 팔을 움직일 때 통증이 깊고 오래 지속되기 쉬운데, 도인은 이러한 정체를 풀어주는 역할을 합니다. 대황大黃은 장을 통해 노폐물을 배출시키며, 체내 염증이나 열을 가라앉히는 데 도움을 줍니다. 관절이 붓거나 열감이 있는 경우 특히 효과적입니다. 계지桂枝는 몸을 따뜻하게 하여 기혈 순환을 촉진하고, 냉증이나 찬 기운에 민감한 관절 통증을 완화해줍니다. 감초甘草는 위장을 보호하면서 다른 약재들의 작용을 조화시키고, 완만한 진통 효과도 함께 지닙니다. 지각枳殼은 체내 정체된 기의 흐름을 원활하게 하여 통증을 완화합니다.

이렇게 조합된 가미도핵승기탕은 어깨나 관절 주변의 혈류 정체로 생긴 통증, 오래된 염증, 부기 등을 개선하는 데 효과적입니다. 특히 뻣뻣하고 욱신거리는 만성 통증, 진통제에 반응이 적은 관절 질환에 잘 맞습니다. 실제로 오십견 환자 70명을 대상으로 한 임상 연구에서, 한 그룹은 가미도핵승기탕을, 다른 그룹은 소염진통제를 복용하며 운동 치료를 병행한 결과, 한약 복용군의 88.5%가 호전을 보였고, 진통제 복용군은 77.1%의 호전율을 보였습니다. 가미도핵승기탕은 기혈이 막혀 생긴 통증, 특히 어혈과 염증이 복합된 어깨나 관절의 만성 통증에 효과적입니다. 진통제만으로 해결되지 않는 깊은 통증이 있다면, 몸 안의 흐름을 바로잡는 방식으로 접근해보는 것이 좋습니다.

갈근탕은 뻣뻣해진 어깨와 목 부위 근육이 뭉친 것을 풀고 기혈순환을 원활하게 도와주는 처방입니다. 감기 초기의 뻣뻣한 어깨 통증이나 뒷목 당김 증상에 많이 쓰입니다. 특히 대표 약재인 갈근은 목과 어깨 주변의 근육을 풀어주고 혈액순환을 원활하게 하여 긴장된 근육과 관절을 이완시켜 통증을 줄여줍니다. 또한 갈근은 체내 열을 식혀 주는 작용이 있어, 열이 나는 감기에도 자주 쓰입니다.

계지가갈근탕은 계지탕에 갈근이 더해진 응용 처방입니다. 계지는 따뜻한 성질을 가져 찬 기운으로 인한 통증을 줄여주고, 작약은 근육의 긴장을 풀고 진통 작용을 합니다. 여기에 감초가 들어가 위장을 보호하고 약의 조화를 이루게 하며, 약효를 부드럽게 전달합니다. 이 처방은 특히 어깨가 당기고 무거우며, 움직일 때 뻣뻣한 느낌이 드는 분들에게 잘 맞습니다. 또한 감기 기운이 함께 있거나 찬바람을 쐰 후에 통증이 생겼다면 더욱 효과적입니다.

서경탕舒經湯은 경락을 소통시키고 염증을 다스리는 한약 처방입니다. 이름 그대로 '경맥을 풀어준다'는 의미를 가지고 있으며, 경락이 막히면 생기기 쉬운 통증, 저림, 근육 경직 같은 증상을 완화해주는 데 도움을 줍니다. 이 처방은 어깨나 팔을 사용할 때 무겁고 뻣뻣한 느낌이 들거나, 관절이 시큰거리며 당기는 느낌이 있는 경우에 잘 맞습니다. 특히 기온이 떨어질 때 증상이 악화되거나, 찬바람을 맞은 후 통증이 심해지는 분들에게 효과적입니다. 혈액순환이 원활하지 않거나 어혈이 정체되어 생긴 만성 어깨 통증, 오십견 초기 증상에도 자주 활용됩니다.

처방에 포함된 주요 약재들을 살펴보면, 강황薑黃은 따뜻한 성질을 지닌 활혈약으로, 어혈을 풀고 혈액순환을 촉진해 통증을 줄여줍니다. 특히 오래된 염증이나 찌르는 듯한 관절 통증에 유용합니다. 당귀當歸는 혈을 보하면서 기혈 순환을 도와주고, 해동피海桐皮는 찬 기운에 민감한 관절통에 자주 쓰이며 풍한습을 제거하는 데 효과적입니다. 백출白朮은 몸속의 습기를 제거하고 약효의 흡수를 돕는 작용이 있어 처방 전체의 효과를 안정시켜 줍니다. 적작약赤芍藥은 근육을 부드럽게 하면서 어혈로 인한 통증을 줄여주고, 강활^{羌活}은 찬 기운과 습기를 밖으로 내보내어 무거운 느낌을 가볍게 풀어줍니다. 마지막으로 감초^{甘草}는 위장을 보호하고 전체 약재의 작용을 조화롭게 해주는 역할을 합니다.

서경탕은 이처럼 여러 약재들이 함께 작용해 경락을 풀고 기혈의 흐름을 개선함으로써, 단순한 진통 효과를 넘어 통증의 근본 원인을 다스리는 데 중점을 둔 처방입니다. 특히 중년 이후 관절이 굳고 통증이 잦아지는 시기에 꾸준히 복용하면, 몸의 순환 구조를 개선해주는 데 큰 도움이 됩니다.

오십견과 회전근개 증후군의 태반 치료 사례

태반 치료 사례 1

"일자목과 함께 오십견을 치료하고 어깨 통증이 호전되었어요."

전기 공사 일을 하던 50대 남자 환자분이셨습니다. 전기 공사 일을 하면서 천장 작업을 많이 하다 보니 팔을 머리 위로 오랜 시간 동안 들고 작업하는 일들이 많으셨다고 합니다. 너무 아플 때는 근처에서 물리치료나 진통제 주사를 맞고, 진통제를 복용하면서 일을 했다고 하셨습니다.

그러던 중 몇 달 전부터 팔을 드는 게 너무 아프고 어려워져서 일도 잘 못 할 정도라고 하시면서 내원하셨습니다.

환자분은 Xray상은 정상이셨지만, MRI 검사와 초음파 검사상 관절낭이 두꺼워지고, 관절 주변의 손상과 회전근개의 염증과 손상이 보였습니다. 팔도 90도 이상 들어 올리기 힘드셨습니다. 진찰 결과 환자분은 오십견, 즉 유착성 견관절낭염으로 진단되었습니다.

초음파로 가이드를 하면서 어깨 관절 주변 경혈인 견우혈과 견료혈에 자하거 약침 치료를 해드렸고, 침과 물리치료를 병행하였습니다. 2차례의 치료로 통증은 50% 이상 개선되셨고, 덕분에 밤에 3~4번씩 아파서 깨던 것도 1번으로 줄었다고 하셨습니다. 그 후 환자분은 1개월의 치료로 어깨 통증이 90% 이상 좋아지셨습니다.

10% 정도의 남아 있는 통증은 어깨만의 문제가 아니었습니다. 일을 할 때 천장을 보느라 고개를 젖히고 있는 것이 어깨까지 영향을 미치는 것으로 보였습니다. 실제로 뒷목의 뻐근함과 목을 돌릴 때 걸리는 느낌도 있었습니다. 진찰한 결과 목에도 문제가 있었습니다. Xray상 일자목과 디스크 간격이 좁아진 것을 확인할 수 있었고, 스펄링 테스트 시에도 양성반응을 나타내어 목과 디스크에도 문제가 있다는 것을 확인했습니다. 목과 어깨가 함께 아팠지만, 어깨가 잠도 잘 못 잘 정도로 워낙 아프다 보니 뒷목의 뻐근함 정도는 잊으셨던 것이었습니다.

목의 압통처를 확인하고 추가적으로 목에 있는 뭉친 부위에도 도침 치료와 자하거 약침 치료를 해드렸더니 어깨 통증이 완전히 소실되었습니다. 직업병으로 오는 경우는 다시 같은 일을 반복하는 경우 증상이 재발할 수 있습니다. 환자분은 가급적이면 팔을 머리 위로 들지 않고 하는 작업 위주로 해 보겠다고 하시면서 연신 고맙다고 하셨습니다.

통증은 없어도 일자목이 다시 어깨의 통증을 만들 수 있습니다. 환자분은 일자목을 정상으로 만들기 위해 추나 치료를 2개월 정도 더 받으시고 완치되셨습니다.

태반 치료 사례 2

"어깨 통증 때문에 잠도 잘 못 자고, 일도 못 했는데, 수술 없이 완치되었어요!"

하루 10시간씩 식당에서 일하며 손님들을 응대하고 무거운 식기를 나르는 60대 여성 환자분이셨습니다. 오랜 시간 서서 일하고 팔을 반복적으로 사용하다 보니 어깨뿐만 아니라 목 심지어 무릎까지 좋지 않다고 호소하셨습니다. 특히 몇 달 전부터는 오른쪽 어깨 통증이 너무 심해져 밤에 잠을 설치고, 식당 일마저 버거울 정도라고 하시며 저희 한방병원을 찾아주셨습니다.

내원 당시 환자분은 어깨를 90도 이상 들어 올리는 것을 매우 힘들어하셨고, 특정 동작에서는 극심한 통증을 느끼셨습니다. 기본적인 X-ray 검사에서는 특별한 이상 소견이 없었지만, 보다 정밀한 진단을 위해 MRI 검사와 초음파 검사를 진행했습니다. 그 결과, 어깨를 지탱하는 중요한 회전근개 중 하나인 극상근의 부분 파열과 주변 조직의 염증이 확인되었습니다. 또한 척추측만증으로 인해 몸의 균형이 틀어지고 어깨에 비정상적인 부담이 가해져 통증이 더욱 심화된 것으로 진단되었습니다. 구조적인 문제가 어깨 통증을 유발하고 악화시키는 중요한 원인이었습니다.

먼저, 통증 완화와 손상된 회전근개 재생을 목표로 자하거 약침 치료를 시작했습니다. 초음파 영상으로 파열 부위를 실시간으로 확인하며 정확한 혈위에 약침을 시술하여 염증을 가라앉히고 조직 재생을 유도했습니다.

이와 함께, 침 치료를 병행하여 어깨 주변의 뭉친 근육을 이완시키고 기혈 순환을 개선했습니다. 근본적인 원인이 되는 측만증을 해결하기 위해 추나 치료를 병행했습니다. 처음에는 통증 때문에 잠을 이루지 못하셨지만, 2주간의 입원 집중치료와 1개월의 통원 치료 후에는 밤에 깨는 횟수가 현저히 줄었다고 기뻐하셨습니다.

그뿐만 아니라, 손상된 회전근개 조직의 회복을 촉진하고 전신 컨디션을 끌어올리기 위해 환자분의 체질과 증상에 맞는 맞춤 한약을 처방했습니다. 한약 복용과 침, 약침 치료를 꾸준히 병행한 지 약 2개월이 지났을 때, 환자분은 어깨 통증이 거의 사라졌다고 말씀하셨습니다. 어깨를 완전히 들어 올리는 것도 가능해지셨고, 식당에서 일하는 데 전혀 무리가 없다고 하시며 밝게 웃으셨습니다.

환자분은 어깨 통증이 사라지면서 그동안 잊고 지냈던 목과 무릎의 불편함도 덜해진 것 같다고 하셨습니다. 직업 특성상 반복적인 동작과 장시간 서 있는 자세로 인해 목과 무릎에도 부담이 컸던 것이었죠. 어깨 완치 후에는 목과 무릎 통증에 대한 추가적인 치료도 병행하여 전반적인 신체 건강을 되찾을 수 있었습니다. 이 환자분처럼 회전근개 부분 파열의 경우 수술 없이도 한의학 치료를 통해 충분히 회복될 수 있습니다.

| 8장 |

팔꿈치 질환과 태반 요법

팔꿈치 통증, 혹시 테니스엘보우나 골프엘보우일까요?

팔꿈치는 생각보다 다양한 움직임에 관여합니다. 운동뿐만 아니라 집안일이나 업무 중에도 자주 사용하는 관절입니다. 특히 반복적인 손목 사용이나 아래팔과 손에 무리한 힘을 가하는 습관이 팔꿈치에 부담이 되어 통증이 발생하게 됩니다.

팔꿈치 통증의 대표적인 질환으로 '테니스엘보우(주관절 외측상과염)'와 '골프엘보우(주관절 내측상과염)'가 있습니다. 이름만 보면 테니스나 골프를 치는 사람에게만 생기는 것처럼 보이지만, 실제로는 테니스나 골프를 하지 않아도 생길 수 있습니다. 주로 무거운 물건을 자주 들거나 반복적인 손목 사용이 많은 직업군에서 쉽게 발생합니다.

하루 종일 컴퓨터를 사용하는 직장인, 무거운 짐을 반복해서 들어 올리는 택배기사, 손목을 많이 쓰는 미용사, 요리사, 주부들도 팔꿈치 통증을 호소하는 경우가 많습니다. 팔꿈치는 우리 몸에서 손과 연결되는 중요한 관절이기 때문에 손을 자주 사용한다면 누구에게나 문제가 생길 수 있습니다.

ㅡ| 2 |ㅡ
테니스엘보우와 골프엘보우, 다른 질환과 어떻게 다를까요?

테니스엘보우(주관절 외측상과염)는 팔꿈치 바깥쪽에 통증이 생기는 질환입니다. 병뚜껑을 돌릴 때, 물건을 들어 올릴 때 팔꿈치 바깥쪽이 아프다면 테니스엘보우를 의심해볼 수 있습니다. 손목을 뒤로 젖히는 동작을 반복하면 팔꿈치 바깥쪽의 신전근의 힘줄이 손상되면서 염증이 생기게 됩니다. 주로 손목을 과하게 사용하면서 발생하기 때문에 드라이버와 같은 공구를 많이 사용한다거나, 요리를 할 때 칼질을 반복하는 분들도 테니스엘보우가 생길 수 있습니다. 보통 손등이 위를 향한 상태에서 물건을 들어 올리거나 손목을 자주 사용하는 동작을 반복할 때 통증이 심해집니다.

골프엘보우(주관절 내측상과염)는 팔꿈치 안쪽에 통증이 생기는 질환입니다. 손목을 구부리거나 손바닥을 뒤집는 동작을 할 때 팔꿈치 안쪽이 아프다면 골프엘보우를 의심해 볼 수 있습니다. 손목을 안쪽으로 구부리는 힘을 반복해서 사용하면 팔꿈치 안쪽의 굴곡근의 힘줄에 염증이 생기게 됩니다. 무거운 물건을 자주 들거나 손목을 돌리는 동작, 망치질, 키보드 사용, 물건을 꽉 쥐는 동작을 반복하는 경우 골프엘보우가 발생할 수 있습니다. 대체적으로 손바닥이 위를 향한 상태에서 무거운 물건을 들어 올릴 때 통증이 발생하는 특징이 있습니다.

팔꿈치 통증이 있다고 해서 모두 테니스엘보우나 골프엘보우는 아닙니다. 팔꿈치 관절은 여러 가지 원인으로 인해 문제가 생길 수 있기 때문에, 다른 질환과 구별하는 것이 필요합니다.

퇴행성 관절염의 경우, 특정한 동작을 하지 않아도 오랜 시간에 걸쳐 서서히 진행됩니다. 특히 관절을 움직일 때 통증이 더 심해지는 특징이 있습니다. 아침에 자고 일어났을 때 팔꿈치가 뻣뻣한 느낌이 들면서 관절이 잘 움직이지 않는 경우라면 관절염을 의심해 볼 수 있습니다.

류마티스 관절염은 양쪽 팔꿈치에 대칭적으로 통증이 발생하는 경우가 많습니다. 단순히 팔꿈치뿐만 아니라 손목, 손가락 등 전신의 여러 관절에서도 통증이 나타나고 심한 경우 관절의 변형이 함께 발생하게 됩니다.

이 외에도 팔꿈치 통증과 혼동하기 쉬운 질환들도 있습니다. 손목과 손가락을 펴는 것이 어려운 경우 '요골 신경 포착 증후군', 새끼손가락이나 약지가 저리고 감각이 둔해지는 경우라면 '척골 신경 포착 증후군'일 가능성도 있습니다.

| 3 |
테니스엘보우와 골프엘보우 같은 팔꿈치 질환의 한의학 치료

한의학에서는 우리 몸의 기氣와 혈血이 원활히 흐르면 통증이 생기지 않는다고 봅니다. 팔을 반복적으로 사용하거나 무리하게 움직이게 되면, 해당 부위에 기혈이 정체되어 흐름이 막히고, 결국 통증이 발생하게 됩니다.

테니스엘보우는 팔꿈치 바깥쪽, 즉 외측 상과 부위에 통증이 나타나는 질환입니다. 이 부위는 한의학적으로 수양명대장경, 수소양삼초경, 수태양소장경이 지나가는 경로에 해당합니다. 특히 이들 경맥은 소화기 계통과 관련이 깊은데, 소화 기능이 저하되면 해당 경락의 기운도 약해져 통증이 쉽게 발생할 수 있습니다.

반대로, 골프엘보우는 팔꿈치 안쪽인 내측 상과 부위에 통증이 생기는 질환입니다. 이 부위는 수소음심경, 수궐음심포경, 수태음폐경이 흐르는 경로이며, 이들 경맥은 주로 심폐 계통 및 정신·감정 기능과 관계가 깊습니다. 따라서 이 부위는 감정적 스트레스나 만성 피로가 쌓일 때 기의 흐름이 막히기 쉬워 통증이 유발될 수 있습니다. 이처럼 경맥을 따라 흐르는 기혈의 순환이 원활하지 못하거나 정체된 경우, 그 경로를 따라 국소적인 통증이 생깁니다.

통증이 오래 지속되고, 눌렀을 때 더 아프거나, 특히 밤에 더 심해지는 경우라면 '어혈瘀血'이 원인일 수 있습니다. 어혈은 예전에 다친 부위가 완전히 회복되지 않고 혈액이 정체되어 생긴 상태로, 통증을 더욱 심하게 만들고 치료도 더디게 합니다. 또한 기혈의 흐름이 저하된 상태에서는 외부로부터 풍한사風寒邪가 쉽게 침입하게 되는데, 이로 인해 관절 부위가 냉해지고 통증이 심해지게 됩니다. 비 오는 날이나 날씨가 쌀쌀할 때 증상이 악화되는 경우가 바로 여기에 해당합니다.

침 치료와 자하거 약침 치료

침으로 경혈을 자극하면 기혈 순환이 원활해져 염증이 가라앉고 손상된 조직의 회복을 돕습니다. 자하거는 항산화와 항염증 작용이 탁월하기에 약침 형태로 경혈에 주입하면 팔꿈치 주변 손상 부위를 더 빨리 회복시킵니다.

다음 혈자리는 팔꿈치 통증이 있을 때 침 치료와 약침 치료로 다용하는 혈자리입니다. 팔을 많이 쓰기 전후에 수시로 지압해주면 좋습니다. 혈자리 주위로도 압통이 느껴진다면 주변을 충분히 마사지해서 풀어줍니다.

곡지혈曲池穴은 팔을 구부렸을 때 팔꿈치 바깥쪽 움푹 들어가는 부위에 위치합니다. '곡曲'은 구부러진 곳을 의미하며, '지池'는 연못을 뜻하는데, 이곳이 마치 팔꿈치에 위치한 연못처럼 움푹 들어가 있기 때문에 붙여진 이름입니다. 수양명대장경의 혈자리로 변비와 소화불량 같은 소화기 증상과 테니스엘보우처럼 팔꿈치 바깥쪽 통증이 있을 때 유용합니다.

주료혈 肘髎穴은 수양명대장경 手陽明大腸經의 혈자리로 '팔꿈치의 구멍'이라는 뜻입니다. 상완골 외측 상과 부위, 즉 팔꿈치를 살짝 굽혔을 때 바깥쪽에 튀어나온 뼈 근처의 오목한 부위입니다. 테니스엘보우와 팔꿈치 관절염에 유용하고, 팔과 손의 운동 장애, 힘줄과 인대가 뻣뻣하게 굳었을 때 활용합니다.

수삼리혈 手三里穴은 수양명대장경의 혈자리로 팔꿈치에서 손목 방향으로 약 3cm 정도 내려온 곳에 위치합니다. 소화불량, 복통, 설사, 팔꿈치와 팔 통증에 활용되는 혈자리입니다.

소해혈 小海穴은 수소음심경의 혈자리로 '작은 바다'라는 뜻입니다. 팔꿈치를 구부렸을 때 안쪽 오목하게 들어가는 곳에 위치합니다. 심계 항진, 불안, 초조와 같은 심장 관련 질환과 팔꿈치 안쪽 통증이나 골프엘보우 같은 증상이 있을 때 활용하기 좋은 혈자리입니다.

한약 치료

팔꿈치 관절을 치료할 때는 강황, 강활, 독활, 방풍과 같이 관절의 풍습을 제거하고, 기혈 순환을 촉진하여 관절통, 신경통, 근육통과 같은 통증을 완화하는 한약재가 많이 쓰입니다. 팔꿈치 통증에는 주로 강황산薑黃散, 서경탕舒經湯과 같은 한약을 처방합니다.

강황산薑黃散은 이름 그대로 강황을 주약으로 사용하는 한약 처방입니다. 강황은 한의학에서 기혈의 흐름을 원활하게 하고, 어혈을 풀어주는 작용으로 잘 알려져 있습니다. 기운이 막히고 혈액순환이 잘되지 않아 관절이 뻣뻣해지거나, 근육이 굳으면서 통증이 생기는 경우에 자주 사용됩니다.

이 처방은 팔꿈치 통증, 그중에서도 어혈과 염증이 원인이 된 통증을 완화하는 데 효과적입니다. 팔꿈치 주변이 욱신거리거나, 사용 후에 더 뻐근하고 무거운 느낌이 들 때 특히 도움이 됩니다.

구성 약재 가운데 백출은 비위를 튼튼하게 하여 체내의 습기를 제거해주는데, 이는 관절의 부기와 무거운 느낌을 줄이는 데 도움이 됩니다. 강활은 풍습風濕을 몰아내어, 팔꿈치 주변의 뻐근함과 움직일 때의 불편감을 가볍게 해줍니다. 감초는 다른 약재들의 조화를 도우면서, 염증을 진정시키고 통증을 줄여주는 역할을 합니다.

또한 강황의 주요 성분인 커큐민^{Curcumin}은 현대 의학에서도 주목받고 있습니다. 강력한 항염 작용이 있는 것으로 밝혀졌고, 꾸준히 섭취했을 때 관절의 뻣뻣함이 완화되고 움직임이 부드러워졌다는 다수의 연구도 보고되었습니다. 커큐민은 염증 반응을 억제하고, 퇴행성 관절염이나 류마티스 관절염에서 연골 손상의 진행을 늦추는 데에도 도움이 되는 성분으로 평가받고 있습니다.

강황산은 팔을 자주 사용하여 무리가 간 경우나, 팔꿈치를 움직일 때 둔하고 불편한 느낌이 드는 경우, 오래된 염증성 통증이 반복되는 경우, 관절을 누르면 욱신거리면서 열감이 느껴지는 경우에 특히 잘 맞는 처방입니다.

서경탕舒經湯은 이름 그대로 '경락을 부드럽게 풀어주는' 처방으로, 팔꿈치와 팔 주변의 뻣뻣함, 저림, 당기는 증상에 자주 사용되는 한약입니다. 특히 근육이나 신경의 긴장이 동반된 통증, 혹은 관절이 잘 안 움직이고 무겁게 느껴질 때 임상에서 많이 활용합니다. 이 처방에는 강황, 당귀, 해동피, 백출, 적작약, 강활, 감초가 들어있습니다. 강황은 염증과 어혈을 제거해 통증을 줄여주고, 당귀는 혈액순환을 도와 경직된 근육을 부드럽게 풀어줍니다. 해동피는 습기를 제거하고 관절의 염증을 진정시켜주는 약재로, 관절이 붓고 열감이 있을 때 효과적입니다. 백출은 비위 기능을 도와 전신의 순환을 개선해주며, 적작약은 근육의 긴장을 풀고 저린 증상을 완화하는 데 도움을 줍니다. 강활은 팔과 어깨 주변의 풍습을 몰아내어 움직임을 편하게 해주고, 감초는 약재들 간의 균형을 맞추면서 통증 완화에 기여합니다.

서경탕은 팔을 들거나 움직일 때 당기는 느낌이 있고, 관절 주변이 자주 붓거나 저린 증상이 반복되는 분들, 또는 차고 습한 날씨에 통증이 심해지는 경우에도 잘 맞는 처방입니다. 특히 신경과 근육이 동시에 긴장된 듯한 복합적인 통증에 자주 쓰입니다.

테니스엘보우와 골프엘보우의 태반 치료 사례

테니스엘보우의 태반 치료 사례

"테니스 엘보로 인한 통증이 눈에 띄게 좋아졌어요."

팔꿈치 통증으로 60대 여자 환자분이 내원하셨습니다. 자녀들을 모두 출가시키고, 예쁜 손주도 있는 분으로 여유롭고 행복한 인생 2막을 즐기고 계셨습니다. 매일같이 골프와 배드민턴을 즐기실 만큼 활동적인 삶을 살고 계셨고, 골프는 싱글, 배드민턴은 지역대회까지 출전할 정도로 열정적이셨습니다.

하지만 팔을 반복적으로 많이 사용하다 보니 양쪽 팔꿈치에 통증이 자주 생기셨다고 합니다. 사람들과 어울려서 함께 운동하는 것도 정말 재미있어 하셨고, 약속된 운동 일정 때문에 아파도 진통제에 의존하면서 활동을 이어오고 계셨습니다.

내원 당시 골절과 같은 이상은 없으셨지만 Xray상 관절에 퇴행성 변화가 보였고, 초음파 검사상 관절 주변의 염증과 미세 손상이 관찰되었습니다. 치료를 받으시는 기간 동안은 운동을 쉬실 것을 권유 드렸는데, 몹시 아쉬워하셨습니다. 자하거 약침을 이용하여 곡지혈과 수삼리혈 주변 병변 부위에 초음파 유도 치료를 진행하였고, 단 2회의 치료 만에 통증이 80% 이상 호전되었습니다. 이후 환자분께서는 증상이 거의 다 나았다고 판단하셔서 평소처럼 운동을 재개하셨고, 한 달 뒤에 통증이 다시 악화되어 재내원하셨습니다.

통증이 많이 줄었다고 해서 완전히 재생된 것은 아니기 때문에 일정 기간의 회복 시간이 필요합니다. 최소한 3~4주는 운동을 쉬었어야 했는데, 바로 운동을 하면서 팔을 많이 쓴 게 문제였습니다. 그 뒤 환자분은 운동을 한 달간 쉬시면서 꾸준히 치료를 받으셨습니다. 회복을 돕고 저하된 경락의 순환을 돕기 위해 자하거가 들어간 강황산을 처방하였습니다. 자하거 약침과 침 치료를 받으셨고, 이후에는 운동을 하셔도 통증이 재발하지 않았습니다.

꾸준한 재활과 생활습관의 변화도 병행하였습니다. 무리한 운동을 하면서 관절을 굽혔다 폈다 반복적으로 사용하다 보면 다시 통증이 생길 수 있기 때문입니다. 매일 하던 배드민턴은 주 2회로 줄이셨고, 골프도 무리가 덜 되는 파크골프를 함께 즐기기로 하셨습니다. 운동량이 줄어들면 삶의 활력이 떨어질까 걱정하셨지만, 대신 아쿠아로빅과 수영 등 관절에 부담이 적은 운동으로 전환하시기로 했습니다.

환자분은 나이에 비해 에너지 넘치는 멋진 분이셨고, 건강을 지키기 위해 기꺼이 생활 패턴을 바꾸시는 유연한 태도도 인상 깊었습니다. 앞으로도 오랜 시간, 통증 없이 건강하게 운동하시기를 응원합니다.

골프엘보우의 태반 치료 사례

"설거지도 힘들었던 팔꿈치 통증, 이제는 뜨개질도 마음껏 할 수 있어요!"

50대 전업주부 환자분이 오른쪽 팔꿈치와 손목의 지속적인 통증으로 저희 한방병원을 찾아주셨습니다. 집안일은 물론이고, 평소 즐겨 하시던 뜨개질이나 요리 같은 취미 활동마저도 어려워져 삶의 활력을 잃고 계신 상태였습니다. 특히 무거운 냄비를 들거나 손목을 비트는 동작을 할 때 팔꿈치 안쪽에서 시작된 통증이 손목까지 내려오는 양상이라고 호소하셨습니다.

내원 당시 환자분은 팔꿈치 안쪽과 손목을 누르면 극심한 압통을 느끼셨고, 팔을 쭉 펴는 동작이나 물건을 잡는 데 어려움을 겪으셨습니다. 기본적인 X-ray 검사에서는 골절이나 심각한 퇴행성 변화는 없었지만, 골프엘보우를 확인할 수 있는 이하학적 검사인 리버스 코젠테스트에서 양성반응을 보이셨고, 초음파 검사 결과 팔꿈치 안쪽의 힘줄(내측상과)에 염증과 미세한 손상이 확인되었습니다. 이는 전형적인 골프엘보우 증상이었습니다. 환자분은 골프를 치시는 건 아니었지만, 반복적인 집안일과 뜨개질이 팔꿈치에 무리를 주어 발생한 것으로 판단되었습니다.

가장 먼저 자하거 약침 치료를 시행했습니다. 초음파로 팔꿈치 안쪽 손상된 힘줄 부위인 척택혈과 소해혈 주변 병변 부위를 정확히 확인하며 자하거 약침을 시술했습니다. 자하거 약침은 손상된 조직의 재생을 돕고 염증을 빠르게 줄여주는 효과가 탁월하여, 통증 완화에 큰 도움이 됩니다.

약침 치료와 함께 도침 치료를 병행하여 팔꿈치 주변의 뭉친 근육을 이완시키고 기혈 순환을 촉진했습니다. 자하거가 들어간 서경탕을 처방하였고, 손목과 연결된 팔 근육의 긴장을 풀어주기 위해 물리 치료도 함께 진행했습니다. 처음 4~5회 치료 후부터 환자분은 "손목이 뻐근한 느낌이 줄어들고 팔꿈치 통증도 확실히 가벼워졌다."라며 만족감을 표현하셨습니다. 밤에 팔꿈치 통증 때문에 잠을 설치던 것도 사라졌다고 하셨습니다.

치료 초기에는 최대한 팔꿈치 사용을 자제하고 무리한 동작을 피하도록 안내해드렸습니다. 1개월에 걸친 치료를 꾸준히 받으신 결과, 환자분의 팔꿈치 통증은 90% 이상 호전되었고, 손목 통증도 완전히 사라졌습니다. 이제는 설거지도 문제없이 하시고, 다시 뜨개질 취미도 마음껏 즐기실 수 있게 되었다며 매우 기뻐하셨습니다.

환자분께서는 앞으로도 건강한 팔꿈치를 유지하기 위해 무리한 집안일은 배우자분과 분담하고, 뜨개질 중간중간 스트레칭을 잊지 않겠다고 약속하셨습니다.

| 9장 |

무릎관절 질환과 태반 요법

---| 1 |---
무릎 질환 어떻게 치료해왔을까요?

『황제내경』에서는 무릎膝을 인체에 있어 중요한 관절로 분류하고, 특히 풍습이나 노화로 인한 무릎 통증을 풍비風痺, 습비濕痺 등으로 세분하여 다룬 기록이 전해집니다.

서양의 경우, 고대 그리스의 의학자 히포크라테스가 편찬한 『히포크라테스 전집』에서 이미 무릎 관절 통증뿐 아니라 탈구나 손상 등의 문제를 언급하고 있습니다.

또한 고대 이집트의 의학 문헌 속 파피루스에는 사냥이나 노동 중에 무릎을 다친 환자를 위해 붕대를 감고 약물이나 기름을 발라 통증을 완화하는 처방전이 기록되어 있는데, 이를 통해 당시에도 무릎 부상과 질환에 대한 치료가 구체적으로 이뤄졌음을 확인할 수 있습니다.

동서양의 고대 의학 문헌에도 '무릎 질환'에 관한 기록이 적지 않게 등장합니다. 인류가 오랜 세월 동안 무릎으로 인한 고통을 겪어 왔음을 보여줍니다. 무릎 통증은 흔히 나이가 들어서 생기는 문제로만 여겨지지만, 잘못된 생활습관이나 과체중, 심지어는 반복적인 무릎 사용으로 젊은 층에서도 생길 수 있습니다.

무릎관절의 구조와 역할

무릎은 우리 몸에서 가장 큰 관절 중 하나로, 걷거나 뛰고 앉았다 일어나는 모든 일상 동작에서 중요한 역할을 담당합니다. 허벅지 뼈인 대퇴골과 정강이뼈인 경골, 그리고 무릎뼈인 슬개골이 서로 맞물려 있으며, 이 사이에는 부드러운 연골과 반달 모양의 반월상 연골이 자리 잡고 있어 뼈끼리 부딪히는 것을 막아줍니다. 연골이 충분히 두꺼워야 계단을 내려올 때도 관절끼리 부딪히지 않고 부드럽게 움직일 수 있습니다. 반월상 연골은 체중이 한곳에 집중되는 것을 막아 주는 쿠션입니다. 반월상 연골이 찢어지면 무릎이 잠기는 느낌이 들고 사소한 방향 전환에도 통증이 커집니다. 농구나 등산처럼 회전 동작이 많은 활동을 할 때 연골 손상을 특히 조심해야 합니다.

무릎을 단단히 묶어 주는 구조가 인대입니다. 관절 중심을 가로지르는 전방십자인대와 후방십자인대는 앞뒤 흔들림을 제어하고, 양옆의 측부인대는 좌우로 꺾이는 동작을 제한합니다. 인대가 늘어나거나 끊어지면 무릎이 덜컥 빠질 듯 불안정해져서 평범한 걷기조차 힘들어집니다.

근육의 힘을 뼈로 전달하는 것은 힘줄입니다. 허벅지 앞쪽 대퇴사두근에서 이어지는 힘줄이 슬개골을 감싸고 다시 경골에 붙어 다리를 펴는 동작을 담당하며, 뒤쪽 햄스트링은 다리를 구부리면서 관절에 브레이크를 걸어 줍니다. 근육과 힘줄이 약해지면 같은 활동이라도 관절에 더 큰 하중이 실려 통증이 쉽게 생깁니다. 만약 허벅지 앞쪽 근육인 대퇴사두근이나 뒤쪽 근육인 햄스트링이 약해지면, 무릎이 받는 하중이 커질 수 있어 통증이 쉽게 생길 수 있습니다.

무릎 주변에는 작은 주머니 모양의 점액낭이 여러 개 자리하고 있습니다. 점액낭은 뼈, 힘줄, 근육이 서로 스칠 때 완충 작용을 하며, 내부의 윤활액이 마찰을 줄여 관절이 부드럽게 움직이도록 돕습니다. 그러나 반복된 마찰로 점액낭이 부으면 열감과 부종이 동반되는 점액낭염이 생길 수 있습니다.

무릎 관절 안쪽을 둘러싼 활막은 끈적하면서도 맑은 윤활액을 만들어 연골에 산소와 영양을 공급합니다. 관절은 움직일 때마다 압박과 이완이 반복되며 활액이 연골에 스며들었다 빠져나오면서 영양을 전달하고 노폐물을 배출합니다. 오랫동안 움직이지 않다가 다시 움직이면 활액 순환이 원활하지 않아 관절이 뻣뻣하고 통증이 심해지는 이유가 바로 여기에 있습니다.

활막 분비 기능이 떨어지고 윤활액이 줄어들면 연골 표면에 미세한 균열이 생기고 관절 간격이 좁아집니다. 이러한 변화를 퇴행성 관절염이라고 부르며, 초기에는 오래 걷거나 관절에 무리를 한 뒤에만 시큰거리는 정도지만 진행되면 가만히 있어도 통증이 나타나고 아침 첫걸음이 뻣뻣해집니다.

무릎은 평지를 걸을 때도 체중과 비슷한 힘을 견디지만 계단을 오르내리면 두세 배, 달리거나 쪼그려 앉을 때는 네다섯 배까지 압력이 증가합니다. 몸무게가 60Kg 정도라면 순간적으로 300Kg에 가까운 하중을 견뎌야 할 수도 있습니다. 이렇게 생각해 보면 왜 무릎이 아픈 분들이 많은지 이해가 되실 겁니다. 기본적으로 젊고 건강할 때는 인대와 연골이 잘 버텨 주지만, 나이가 들어 연골이 얇아지고 인대와 힘줄의 탄력이 떨어지면서 관절이 쉽게 마모됩니다.

── | 3 | ──

무릎관절 질환의
주요 증상은 무엇인가요?

무릎이 보내는 첫 번째 신호는 대개 "콕콕 쑤신다" 하는 통증입니다. 뼈나 연골, 인대, 힘줄 어느 한 군데라도 자극을 받으면 관절 주위에 염증이 생기면서 부어오르게 됩니다. 아침에 일어나서 첫걸음을 뗄 때 시큰거리다가 조금 움직이면 나아지는 분도 있고, 반대로 저녁이 되면 무릎이 붓고 바지가 껴서 힘들다는 분도 있습니다. 연골이 닳으면 뼈끼리 살짝 마찰을 일으키는데, 그때 생긴 미세한 상처를 고치려고 염증 세포가 몰려들면서 더 붓고 열감이 느껴지게 됩니다. 이때 급성으로 많이 부었다면 얼음찜질이 도움이 됩니다. 통증이 3주 이상 오래되었다거나 평소 손발이 차가운 체질이라면 따뜻한 찜질로 혈액순환을 돕는 게 효과적입니다.

무릎이 잘 접히지 않거나 각도가 점점 줄어드는 느낌이 들면 일상생활이 꽤 불편해집니다. 연골이 얇아져 관절 간격이 좁아지면 뼈끼리 부딪히는 면적이 넓어지고, 그 틈에 뼈가시(골극)가 자라나면서 마찰이 커집니다. 그러면 무릎에서 '뚝뚝', '삐걱' 하는 소리가 납니다. 이런 소리는 관절 안쪽이 거칠어졌다는 경고음이니 그냥 넘기면 안 됩니다. 계속 방치하면 관절이 굳어서 쪼그려 앉거나 양반다리 하기가 점점 어려워집니다. 아침에만 잠깐 뻣뻣하다가 풀리면 아직 초기 증상에 해당합니다. 가벼운 스트레칭과 무릎 주변 근육 마사지로 윤활액 순환을 도와주면 소리도 줄고 움직임도 부드러워지게 됩니다. 반대로 움직일수록 통증이 심해지면 연골 손상이 꽤 진행된 상태입니다.

무릎이 '덜컥' 빠질 듯 불안정하거나 갑자기 꺾이는 느낌이 들면 인대나 반월상 연골 손상을 의심해 보셔야 합니다. 전방십자인대가 늘어나면 계단을 내려갈 때 정강이뼈가 앞으로 밀리면서 힘이 풀리고, 측부 인대가 약해지면 평지를 걷다가도 관절이 옆으로 흔들리게 됩니다. 반월상연골이 찢어지면 무릎 안에서 조각이 끼어 바퀴에 돌이 박힌 것처럼 '딱' 하고 잠기는데, 이걸 로킹 현상이라고 부릅니다. 다리를 흔들거나 손으로 무릎을 살살 주물러야 겨우 다시 펴지곤 합니다. 로킹이 잦으면 연골 조각이 관절면을 계속 긁어서 추가 손상이 생길 수 있어 가능한 한

빨리 치료를 받는 게 좋습니다.

 통증, 부기, 열감, 관절에서 나는 소리, 움직이다가 걸리는 듯한 잠김 현상은 따로따로 나타나는 것처럼 보여도 사실은 서로 긴밀히 연결되어 있습니다. 한 가지 증상이 심해지면 다른 증상도 함께 나타나는 경우가 많습니다. 따라서 통증이 시작되면 원인을 정확히 확인하고, 염증을 관리하며, 근력 운동과 생활습관을 함께 개선하는 것이 중요합니다.

 무릎은 체중을 직접 받는 관절이기 때문에, 체중을 줄이면 곧바로 무릎의 부담이 줄어듭니다. 실제 연구에 따르면 체중이 1kg 감소하면 보행 시 무릎 관절에 걸리는 하중은 약 3~5kg 줄어든다고 합니다. 작은 체중 변화가 무릎 건강에는 큰 차이를 만들어 주는 셈입니다.

 또한 허벅지 근육을 강화하면 근육이 쿠션처럼 충격을 흡수해 주어 무릎이 받는 압력이 줄어듭니다. 그 결과 무릎 통증도 덜하고, 관절 손상 위험도 낮아집니다.

―| 4 |―

점점 증가하는 무릎 질환, 왜 생기는 걸까요?

평균 수명이 점점 늘어나면서, 나이가 들수록 무릎에 불편을 느끼는 분들도 함께 늘어나고 있습니다.

건강보험심사평가원의 통계에 따르면 2021년 기준 퇴행성 무릎관절염, 즉 골관절염을 앓는 환자가 약 500만 명에 이른다고 합니다. 주로 60대 이상에서 많이 나타나지만, 40~50대 중장년층에서도 무릎 질환이 꾸준히 증가하고 있는 추세입니다.

무릎 질환의 대표적인 원인은 여러 가지가 있습니다. 가장 흔한 것은 퇴행성 변화입니다. 나이가 들면서 관절을 보호해주는 연골이 점차 닳고 얇아지게 됩니다. 특히 무릎 안쪽에 있는 반월상연골판이 마모되면 충격을 흡수하지 못해 통증이 심해지고, 움직임도 둔해질 수 있습니다.

무릎을 반복적으로 사용하는 생활습관이나 스포츠 활동 중의 손상이 원인이 되기도 합니다. 십자인대나 슬개건 같은 무릎 주변 인대가 다치거나, 격한 운동 중 연골이 손상되는 경우가 여기에 해당합니다. 젊었을 땐 별 문제가 없었더라도, 시간이 지나면서 그 후유증이 나타나는 경우도 많습니다.

또한 당뇨병, 통풍, 류마티스 관절염과 같은 대사성 또는 염증성 질환이 있는 분들도 무릎에 문제가 생기기 쉽습니다. 이런 질환들은 관절에 만성적인 염증을 유발하거나, 관절 내 구조를 손상시켜 무릎의 기능을 떨어뜨릴 수 있습니다.

여기에 과체중이나 비만까지 겹치면 무릎에 가해지는 부담은 훨씬 커집니다. 특히 체중이 1kg 늘어나면 무릎 관절에는 약 3~5배의 하중이 더해진다고 알려져 있습니다. 그런데 무릎이 아프다고 덜 움직이게 되면, 오히려 체중이 더 증가하고 관절 기능도 더 떨어지는 악순환이 생기게 됩니다.

그중에서도 폐경기 이후 여성의 경우, 여성호르몬 감소로 인해 뼈와 관절이 약해지는 시기를 맞게 됩니다. 이 시기에는 골다공증이 진행되기 쉬운 데다가 신진대사가 저하되어 복부 비만까지 겹치면, 무릎에 부담이 더해져 통증이 한층 가중됩니다.

| 5 |
대표적인 무릎관절 질환에는 무엇이 있을까요?

대표적인 무릎 질환으로는 퇴행성 무릎관절염, 반월상 연골판 파열, 십자인대 손상, 슬개골 연골연화증, 슬개건염 등이 있습니다. 이들 질환은 증상이나 원인, 치료 방법이 서로 다르기 때문에 정확한 이해가 필요합니다.

퇴행성 무릎관절염

퇴행성 무릎관절염(골관절염)은 무릎 질환 중 가장 흔하게 발생하는 질환입니다. 특히 60세 이상 여성에게 많이 나타납니다. 나이가 들면서 무릎 관절을 보호하는 연골이 점차 마모되고, 연골이 얇아지면 뼈와 뼈 사이의 마찰이 심해지면서 통증과 염증이 생기게 됩니다.

초기에는 무릎이 뻣뻣하거나 아침에 일어났을 때 잠깐 불편함을 느끼는 정도지만, 시간이 지나면서 걷거나 오래 서 있을 때 통증이 심해지고 무릎이 붓는 증상이 나타나게 됩니다. 특히 무릎 안쪽 연골이 먼저 닳는 경우가 많아, 다리가 O자형으로 변형되기도 합니다. 국내 한 연구에 따르면, 60대 여성의 약 40% 이상이 X선 검사에서 골관절염의 징후를 보였다고 보고된 바 있습니다.

말기로 진행되면 계단을 오르내리는 것조차 힘들어지고, 밤에도 무릎이 쑤시고 욱신거려 수면에 지장을 줍니다. 연골이 닳아 뼈끼리 직접 부딪히는 단계에 이르면 인공관절 수술까지 고려해야 합니다. 그러나 퇴행성 무릎관절염은 체중을 조절하고 허벅지 근육을 꾸준히 강화하면 충분히 진행을 늦추고 예방할 수 있다는 연구 결과가 있습니다. 지금부터라도 관리에 나선다면, 건강한 무릎을 지켜낼 희망은 언제나 열려 있습니다.

반월상 연골판 파열

무릎 관절 안쪽에 위치한 반월상 연골판은 말 그대로 반달 모양을 하고 있습니다. 무릎 관절의 충격을 흡수하고 움직임을 안정시켜 주는 중요한 구조입니다. 그런데 이 연골판이 갑작스러운 회전 동작이나 외부 충격과 노화 등의 원인에 의해 찢어질 수가 있습니다. 이를 반월상 연골판 파열이라고 합니다.

젊은 층에서는 스포츠 활동 중 급격한 방향 전환이나 착지 충격으로 인해 많이 발생합니다. 중년 이상에서는 퇴행성 변화로 연골이 약해진 상태에서 단순한 무릎 꿇기, 쪼그려 앉기, 사소한 넘어짐에도 쉽게 파열될 수 있습니다. 실제로 50대 이상 환자의 경우 반월상 연골판 파열의 70% 이상이 퇴행성 원인으로 발생한다고 알려져 있습니다.

파열이 있으면 무릎에서 '뚝' 소리가 나거나, 관절이 잠긴 듯 갑자기 무릎이 구부려지지 않거나 펴지지 않는 현상이 나타날 수 있습니다. 또한 걸을 때 무릎이 흔들리거나 빠지는 듯한 불안정감도 느낄 수 있습니다. 증상이 가벼우면 휴식과 재활 치료로 회복이 가능하지만, 찢어진 부위가 크거나 통증이 지속되면 관절경 수술이 필요한 경우도 있습니다.

십자인대 손상

무릎의 안정성을 지탱하는 가장 중요한 구조물 중 하나가 전방십자인대[ACL]와 후방십자인대[PCL]입니다. 이 두 인대는 무릎 관절 내부에서 서로 교차하며 관절이 앞뒤로 흔들리는 것을 막아주는 역할을 합니다. 이 십자인대는 특히 격렬한 운동 중 갑작스럽게 방향을 바꾸거나, 점프 후 착지하거나, 넘어지면서 부딪히는 동작에서 쉽게 손상될 수 있습니다.

특히 전방십자인대 손상은 여성에게서 더 흔하게 나타납니다. 골반이 더 넓은 해부학적 구조 차이, 무릎 관절 각도(Q각)의 영향, 그리고 에스트로겐 같은 여성호르몬 등 인대를 상대적으로 느슨하게 만드는 요인이 함께 작용하기 때문입니다. 실제 연구에서도 여성은 남성에 비해 전방십자인대 손상 위험이 약 2~8배 높다고 보고되고 있습니다.

십자인대가 손상되면 무릎에서 '덜컥' 하는 느낌과 함께 부기가 빠르게 나타나며, 걷거나 계단을 오를 때 무릎이 흔들리는 불안정감을 느낄 수 있습니다. 초기에는 통증이 심하지 않을 수 있으나 활동을 계속하면 부종이 심해지고 보행 자체가 어려워질 수 있습니다. 따라서 무릎 안정성을 지키기 위해서는 허벅지와 둔부 근육을 강화하고, 착지 자세를 교정하며, 체중을 적절히 관리하는 것이 중요합니다. 이러한 노력이 손상 위험을 줄이고, 무릎 건강을 지켜내는 가장 확실한 방법입니다.

슬개골 연골연화증

슬개골 연골연화증은 무릎 앞쪽에 위치한 슬개골(무릎뼈) 아래의 연골이 부드러워지거나 약해지면서 통증을 일으키는 질환입니다. 무릎을 반복적으로 굽혔다 펴는 움직임이 많은 직업군이나, 쪼그려 앉기, 계단 오르기 등의 생활습관이 있는 분들에게 흔히 발생합니다. 주로 젊은 여성에게 많이 발생하지만, 무릎을 많이 사용하는 50대 이상 여성에게도 적지 않게 나타납니다.

특히 체중 증가와 허벅지 앞쪽 근육(대퇴사두근)의 약화가 주요 원인 중 하나로 꼽힙니다. 무릎 앞쪽에 둔한 통증이 나타나고, 특히 오래 앉았다가 일어설 때 또는 계단을 오를 때 통증이 심해지는 것이 특징입니다. 슬개골 연골연화증은 MRI 검사를 통해 정확한 진단이 가능합니다. 약침치료와 물리치료, 대퇴사두근 강화 운동, 자세 교정이 큰 도움이 됩니다.

슬개건염

슬개건염은 무릎뼈 아래에 있는 힘줄(슬개건)에 염증이 생긴 상태로, '점퍼 무릎 Jumper's Knee'이라는 이름으로도 잘 알려져 있습니다. 주로 배구나 농구처럼 점프나 착지 동작이 반복되는 운동을 하는 선수들에게 많이 발생하지만, 계단을 자주 오르내리거나 무릎을 지속적으로 사용하는 중년 여성에게도 생길 수 있습니다.

처음에는 무릎 앞쪽에 찌릿하거나 뻐근한 통증이 나타납니다. 증상이 심해지면 오래 서 있거나 단순한 걷기나 앉았다 일어나는 동작에서도 무릎 앞쪽이 불편해질 수 있습니다.

슬개건염은 초기에는 휴식과 냉찜질, 침 치료와 물리치료 등의 보존적 치료로 쉽게 호전될 수 있지만, 만성화되면 힘줄의 미세 손상이 진행되어 회복이 더뎌질 수 있습니다. 미국 정형외과 학회의 가이드라인에 따르면, 슬개건염은 조기 발견 후 치료와 함께 스트레칭 및 근력 강화를 병행해야 재발률을 낮출 수 있다고 합니다.

| 6 |
무릎관절염에도 단계가 있나요?

영상 검사, 특히 X-ray나 MRI를 통해 진행 정도를 확인할 수 있으며, 일반적으로 1단계부터 4단계까지 네 단계로 구분합니다.

1단계는 관절염의 가장 초기 단계로 아주 미세한 골극만 보이고, 방사선 검사상 관절 간격은 정상입니다. 연구에 따르면 이 시기 환자의 약 30%에서 임상적 증상이 없다고 보고할 정도로 통증이 거의 없거나, 무리를 한 경우 간헐적으로 통증이 발생하는 단계입니다.

관절염 2단계에서는 연골이 더 많이 닳아 표면이 거칠어지고, 관절 간격도 좁아집니다. 이로 인해 무릎에 염증이 생기고 통증이 더 자주,

더 뚜렷하게 나타납니다. 이 시기에는 무릎이 쑤시고 아픈 증상이 점점 심해지며 일상생활에 불편함을 주기 시작합니다.

관절염 3단계로 진행되면 연골 손상이 심해지고, 관절 간격이 더욱 좁아지게 됩니다. 연골 아래의 뼈가 비정상적으로 자라나기 시작하고, 이로 인해 움직일 때마다 통증이 발생합니다. 특히 걸을 때 통증이 심해지고, 걷기, 계단 오르기, 앉았다 일어나기 등이 어려워집니다. 육안으로도 다리가 휘어 보이는 경우도 있습니다. 관절 주변에 뼈 돌기가 생기면서 통증과 움직임의 제한이 더 심해지게 됩니다.

관절염 4단계는 연골이 거의 다 닳아 무릎 위아래 뼈가 직접 부딪히는 상태입니다. 뼈끼리 마찰이 지속되면서 심한 통증과 부종이 동반됩니다. 가만히 있어도 무릎이 쑤시고 아픈 경우가 많습니다. 무릎 안쪽이 무너지면서 다리가 O자 모양으로 변형되기도 합니다. 일상적인 걷기나 움직임조차 어려워질 수 있습니다. 보존적 치료보다는 수술을 고려해야 하는 경우가 많습니다.

| 7 |

무릎관절 질환의 한의학 치료

현대 의학은 무릎 통증을 주로 관절 자체의 손상이나 염증과 같은 요인으로 여기고 치료하는 반면, 한의학은 무릎관절 질환이라고 해도 전신적인 요인으로 바라보고 치료합니다. 대부분의 무릎 통증은 단순한 국소적 문제가 아니라, 몸 전체의 불균형과 기능 저하에서 비롯됩니다. 한의학에서는 통증을 억제하는 데 그치지 않고, 근본 원인을 찾아 몸의 균형을 회복하는 데 중점을 둡니다.

한의학에서는 무릎 통증의 원인을 외부 자극, 내부 장기와 경락 기능, 신체 구조의 세 가지 측면으로 나눠 이해합니다. 먼저, 우리 몸의 정기 正氣가 약해지면 바람風, 찬 기운寒, 습기濕와 같은 외부 자극이 관절에 침

투해 기혈 순환을 방해하고 통증을 유발하는 '비증痺證'이 생깁니다. 특히 '습담濕痰'이라 불리는 노폐물이 관절에 쌓이면 무거움, 부기, 만성 통증을 유발합니다.

한의학에서는 간肝은 근육과 힘줄을, 신장腎은 뼈를 주관한다고 보는데, 이 두 장부의 기능이 약해지면 관절이 쉽게 퇴행되고 통증이 나타납니다. 또한 기혈이 부족하거나 순환이 정체되면 무릎에 필요한 영양이 공급되지 않아 통증과 경직이 생깁니다. 경맥을 따라 흐르는 기혈의 순환이 원활하지 못하거나 정체된 경우, 기혈이 부족한 경우, 그 경로를 따라 통증이 생길 수 있습니다. 족양명위경은 무릎 앞쪽의 통증, 족소양담경은 무릎 바깥쪽의 통증, 족태양방광경은 무릎 뒤쪽의 통증, 족소음신경과 족궐음간경은 무릎 안쪽의 통증을 유발할 수 있는데, 이런 경우 해당 경락에 맞춰 기혈의 순환을 돕는 치료해야 합니다.

신체 구조의 불균형 역시 주요 원인입니다. 틀어진 골반과 다리 길이의 차이, 평발 등은 체중이 한쪽 무릎에 집중되게 만들어 과부하를 주고, 이는 결국 통증으로 이어집니다. 무릎 자체에는 이상이 없어도 다른 부위의 문제로 인해 통증이 생기는 경우도 많습니다.

이처럼 한의학은 통증의 다양한 원인을 통합적으로 파악하고, 침 치료를 통해 기혈 소통을 도우며 통증을 완화시킵니다. 약침은 한약의 유효 성분을 경혈에 직접 주입해 염증을 줄이고 조직 재생을 촉진하며, 자하거 약침은 기혈과 간신의 정기를 보강해 퇴행성 무릎 질환과 연골과 인대, 건 등의 손상에 특히 효과적입니다. 한약은 체질에 맞춰 장부 기능을 회복시키고, 풍한습을 몰아내며, 습담과 어혈을 제거해 몸의 내부 환경을 정화합니다. 또한 근육과 뼈를 튼튼하게 하여 손상된 무릎 관절의 재생을 돕습니다. 추나 요법은 틀어진 구조를 바로잡아 무릎에 가해지는 부담을 줄이고 재발을 방지하는 역할을 합니다.

한의학의 무릎 통증 치료는 단순히 증상을 감추는 것이 아닙니다. 몸이 보내는 전체적인 문제를 파악하고, 전신의 균형을 회복하여 재발하지 않고, 다시 건강한 무릎으로 돌아가는 근본적인 치유 과정입니다.

침 치료와 자하거 약침 치료

침 치료는 무릎 주변의 특정 경혈을 자극하여 기혈 순환을 돕고 통증을 완화하며 염증을 줄여줍니다. 또한 긴장된 무릎 주변의 근육을 이완시키고 손상된 조직의 회복을 촉진합니다.

약침 치료는 한약 성분을 무릎에 직접 주사하는 방법입니다. 염증을 빠르게 가라앉히고, 손상된 조직을 회복하는 데 도움을 줍니다. 특히 자하거 약침은 항산화와 항염증, 조직을 재생시키고 복구하는 작용이 뛰어나서 무릎의 통증과 부기를 줄이는 데 효과가 큽니다.

무릎관절 질환을 치료할 때 자주 쓰는 혈자리들은 무릎 주변의 기운을 조화롭게 하고, 통증을 줄이는 데 큰 역할을 합니다. 평소에 이 혈자리를 가볍게 지압하거나 마사지하면 무릎이 훨씬 편해질 수 있습니다. 혈자리 주변이 뻐근하거나 눌렀을 때 아프다면 함께 마사지로 부드럽게 풀어주는 것도 좋은 방법입니다.

슬안혈膝眼穴은 무릎 앞쪽에서 슬개골 아래 양옆으로 움푹 들어간 곳을 말합니다. '무릎의 눈'이라고 불릴 만큼 중요한 혈자리입니다. 무릎 슬개골 주변의 통증과 부기가 있을 때, 관절 움직임이 불편할 때 활용됩니다.

학정혈鶴頂穴은 '학의 정수리'라는 뜻으로 무릎뼈 윗부분 중앙에 위치해 있습니다. 학이 목을 곧추세운 모습처럼 무릎 주변 조직을 안정적으로 지지하도록 돕습니다. 슬개골 위쪽이 붓고 아플 때 건염이 있을 때, 특히 계단을 오르내리기 힘들 때 활용됩니다.

양릉천혈陽陵泉穴은 '양의 언덕에 솟아나는 샘'이라는 뜻을 가진 혈로 무릎 바깥쪽, 정강이뼈 바로 아래쪽에 살짝 튀어나온 뼈 근처에 있습니다. 이 혈자리는 종아리와 무릎 사이의 순환을 촉진하는 데 도움을 준다고 알려져 있습니다. 무릎이 시리거나 힘이 부족할 때 외측 측부인대와 외측 반월상 연골의 문제가 있을 때 활용됩니다. 족소양담경의 혈자리인 양릉천혈은 간과 쓸개 기능 강화에도 자주 쓰이는 혈자리입니다.

음릉천혈陰陵泉穴은 양릉천혈과 반대쪽에 있는 혈자리로 '음의 기운이 모이는 샘물'이라는 뜻을 가지고 있습니다. 무릎 안쪽, 정강이뼈 근처의 오목한 자리에 있습니다. 퇴행성 관절염으로 무릎 내측이 아플 때, 무릎이 붓거나 무거운 느낌이 들 때, 내측 측부 인대와 내측 반월상 연골에 문제가 있을 때 활용됩니다. 족태음비경의 혈자리인 음릉천혈은 비위 기능 강화에도 자주 쓰이는 혈자리입니다.

혈해혈血海穴은 족태음비경足太陰脾經의 혈자리로 '피가 모이는 바다'라는 뜻을 가지고 있습니다. 무릎 위쪽, 허벅지 안쪽 근육에 자리 잡고 있습니다. 혈액순환을 돕고, 무릎의 만성적인 통증과 부종을 줄이는 데 효과가 큽니다. 무릎이 쑤시거나 다리가 무거울 때, 무릎 안쪽에 통증이 있거나, 퇴행성 관절염, 류마티스 관절염, 내반슬이 있을 때 활용됩니다.

위중혈委中穴은 '구부러진 곳의 중앙에 있다'는 뜻으로 무릎 뒤쪽 오금의 가운데에 있습니다. 위중혈은 허리와 허벅지 무릎 종아리를 흐르는 경락에 위치합니다. 허리와 무릎 통증에 활용되며 무릎 뒤쪽의 부기와 뻐근한 통증이 있을 때, 좌골신경통과 무릎을 펴기 힘들 때 효과가 좋습니다. 족태양방광경의 혈자리인 위중혈은 신장 방광 기능 강화에도 자주 쓰이는 혈자리입니다.

한약 치료

"한약으로 무릎이 정말 편해질 수 있을까요?"

한약으로 무릎의 통증과 염증을 줄이고 관절을 건강하게 만드는 데 큰 도움을 줄 수 있습니다. 한약 치료는 기혈을 보하면서 막힌 기운을 풀어주고, 염증을 줄여 통증을 완화하며, 무릎 주변의 근육과 연골을 튼튼하게 만들어 줍니다.

무릎 관절의 통증을 치료하는 대표적인 처방으로는 독활기생탕, 방기황기탕, 소경활혈탕, 계지가출부탕이 있습니다.

무릎이 아플 때 자주 사용되는 처방 중 하나가 바로 독활기생탕獨活寄生湯입니다. 이 처방은 7세기 『비급천금요방』에 처음 기록된 이후, 허약하면서도 풍습風濕으로 인한 관절통에 두루 쓰여온 전통적인 처방입니다.

먼저 이름에서 알 수 있듯이 독활이 주약으로, 풍습을 제거하고 하지의 순환을 돕는 역할을 합니다. 무릎이나 허리가 무겁고 시큰하며, 추운 날씨에 통증이 심해지는 경우에 특히 효과적입니다.

여기에 더해 흥미로운 약재가 바로 상기생입니다. 상기생은 말 그대로 뽕나무에 기생하는 식물로, 오래전부터 "기생하면서도 생명력을 얻는 약재"라는 상징적인 의미로도 주목받아 왔습니다. 본초학에서는 간과 신장을 보하고, 뼈와 관절을 튼튼하게 하는 효능이 있어 허리와 무릎이 시리고 약한 노인성 관절통에 자주 쓰입니다.

우슬은 이름처럼 소의 무릎처럼 단단하게 한다는 뜻이 담겨 있습니다. 실제로 혈액순환을 촉진하고, 아래로 기운을 끌어내려 무릎·허리 통증을 완화하는 데 도움을 줍니다. 두충은 신장을 보하고 뼈를 튼튼하게 하여 노인의 퇴행성 관절염, 골다공증에도 널리 응용됩니다.

여기에 당귀, 작약, 숙지황, 천궁은 사물탕四物湯의 구성 약재로, 부족한 혈을 보충하고 혈액순환을 원활하게 해 관절 조직의 회복을 돕습니다. 진교秦艽는 만성적인 풍습통을 풀어주고, 세신細辛은 한기를 몰아내어 추울 때 더 심해지는 무릎 관절염에 효과적입니다.

무릎이 차갑고 무겁게 느껴지거나, 만성적으로 시큰거리는 통증, 노인의 퇴행성 관절염, 추운 날씨에 더 심해지는 증상에 두루 활용됩니다. 특히 체력이 약하고 기혈이 부족한 노년층 관절염에 적합하여, 단순한 진통이 아니라 "뼈와 근육을 기르고 전신의 균형을 맞춘다"는 의미가 있습니다.

방기황기탕防己黃耆湯은 방기, 황기, 백출, 감초, 생강, 대추로 이루어진 한약 처방입니다. 이 처방은 기운이 부족한 '기허氣虛' 상태, 몸 안에 습기와 담이 쌓여 생기는 만성적인 무릎 통증이나 부종에 효과적입니다. 방기는 이뇨 작용이 뛰어나서 체내에 쌓인 습기를 배출해 주는 역할을 합니다. 무릎에 물이 차거나 붓는 증상이 있을 때 방기가 도움을 줄 수 있습니다. 황기도 마찬가지로 이뇨 작용이 있어 부기를 가라앉힙니다. 동시에 기운을 북돋아 주는 효능이 있어서 몸이 쉽게 지치지 않도록 도와줍니다. 특히 면역력을 높여주는 작용도 있기 때문에 관절에 염증이 반복되는 분들에게는 회복할 수 있는 체력을 길러줍니다. 백출은 소화 기능을 도와서 비위를 튼튼하게 해주고, 전신의 대사를 활발하게 만들어줍니다. 덕분에 몸에 고여 있는 습기를 없애주고 염증도 줄여주는 데 도움이 됩니다. 감초, 생강, 대추는 각각의 약재를 잘 어우러지게 해주면서, 따뜻한 성질로 관절의 냉기를 없애주고 근육의 피로도 풀어주는 역할을 합니다.

방기황기탕은 특히 무릎이 약하고 무거운 느낌이 드는 분들, 피로감이 자주 느껴지고 무릎에 만성적인 통증이 있는 퇴행성 관절염 환자에게 도움이 됩니다. 관절 주변이 자주 붓거나, 비 오는 날 더 아프다고 느껴지시는 분들께도 좋은 처방입니다.

소경활혈탕疎経活血湯은 이름 그대로 '경맥經脈'을 '소통疏通'시켜주고 '활혈活血', 즉 혈액순환을 좋게 하여 통증을 완화하는 데 중점을 둔 한약 처방입니다. 주로 혈행이 원활하지 않아 생기는 만성 통증이나 뻣뻣함, 특히 여성의 하복부 냉증이나 관절 주변의 혈액 정체로 인한 불편감에 많이 쓰입니다.

이 처방에는 당귀, 천궁, 작약, 목단피, 홍화, 유향, 몰약 등 기혈을 보하면서 어혈을 풀어주는 약재들이 다양하게 들어 있습니다. 당귀와 천궁은 혈을 보충해주고 혈액순환을 도와 전신에 필요한 영양이 잘 돌도록 합니다. 작약은 근육을 부드럽게 하고 통증을 줄여주며, 특히 월경통이나 근육 긴장에 자주 활용됩니다. 목단피와 홍화는 오래된 어혈을 풀어주는 데 탁월한 약재로, 혈관의 정체를 없애고 염증을 가라앉히는 작용을 합니다. 유향과 몰약은 통증을 줄이고 강력한 활혈 작용이 있어, 관절이 뻣뻣하거나 찌르듯 아플 때 도움을 줍니다. 또한 생강, 대추, 감초는 다른 약재들의 작용을 조화롭게 조절하면서, 속을 따뜻하게 하고 소화 기능도 도와줍니다.

이런 약재들의 조합 덕분에, 찬 기운에 예민하고 혈액순환이 원활하지 않은 분들께 매우 유용한 처방이 됩니다. 소경활혈탕은 특히 기혈 순환이 막히면서 통증이 지속되는 경우, 또는 손발이 차고 관절이 시큰하면서 뻣뻣한 느낌이 드는 분들, 그리고 여성의 냉증이나 월경 관련 통증이 동반된 관절 불편감에 잘 맞습니다. 몸속 혈이 잘 돌지 않아 생긴 통증이나 부종, 오래된 염증 등을 풀어주는 데 효과가 있습니다.

계지가출부탕桂枝加朮附湯은 냉증과 허약 체질에서 오는 관절 통증에 도움을 주는 처방입니다. 퇴행성 관절염이나 류마티스 관절염으로 인해 관절이 시리고 아프면서, 손발이 차고 몸에 기운이 부족한 느낌이 드는 분들에게 많이 활용됩니다. 특히 기력이 약해지거나 날씨가 추워질 때 통증이 심해지는 분들께는 몸을 따뜻하게 덥혀주고 기운을 보강해 주는 처방이 필요합니다. 계지가출부탕은 바로 이런 분들께 잘 맞는 한약입니다. 이 처방은 계지, 작약, 감초, 생강, 대조, 백출, 부자로 구성되어 있습니다. 각각의 약재가 서로 조화를 이루며 몸을 따뜻하게 하고, 기혈의 흐름을 부드럽게 하며, 관절과 근육의 통증을 완화해주는 작용을 합니다.

계지는 따뜻한 성질을 가진 약재로, 혈액순환을 도와 관절의 냉기를 풀어주고, 통증을 가라앉히는 작용을 합니다. 퇴행성 관절염이나 류마티스 관절염에서 관절이 찬 기운에 민감해지는 경우에 계지가 큰 도움이 됩니다. 부자는 이 처방에서 가장 중요한 약재 중 하나로, 몸속 깊은 곳까지 따뜻하게 해주는 힘이 강합니다. 손발이 늘 차고, 무릎이나 허리에 냉감이 있으면서 통증이 동반되는 경우, 부자가 기혈을 보충하고 관절의 기능 회복을 도와줍니다. 작약은 근육을 이완시켜주고, 통증과 염증을 줄이는 작용이 있어 관절 주변의 근육 긴장이나 경직감을 완화하는 데 도움이 됩니다. 백출은 소화기를 튼튼하게 하고 습기를 없애주는 작용이 있어, 몸이 무겁고 붓는 증상이 함께 있는 관절염 환자에게 특히 좋습니다. 관절 부위에 습기나 냉기가 쌓이면 통증이 심해질 수 있기 때문에, 백출의 작용은 증상 개선에 큰 도움이 됩니다. 감초, 생강, 대조는 처방의 전체적인 균형을 맞춰주며, 속을 따뜻하게 하고 소화력을 높여줍니다. 특히 생강과 대조는 따뜻한 성질로 몸의 한기를 덜어주고, 관절과 전신 순환이 부드럽게 이루어지도록 도와줍니다.

계지가출부탕은 이렇게 기력이 떨어지고 몸이 찬 체질로 인해 관절 통증이 심해지는 퇴행성 관절염, 자주 손발이 시리고 아침에 뻣뻣한 느낌이 심한 류마티스 관절염 환자에게 많이 사용하는 처방입니다.

무릎관절 질환의 태반 치료 사례

태반 치료 사례 1

"무릎이 시큰거리던 게 거짓말처럼 사라졌어요."

60대 초반 여성 환자분이 무릎 통증으로 내원하셨습니다. 환자분은 엘리베이터가 없는 저층 아파트 4층에 거주하시며, 시장을 자주 다니고 손주를 돌보느라 하루에도 여러 번 계단을 오르내리셨습니다. 그러나 몇 달 전부터 양쪽 무릎이 시큰거리고, 특히 오래 걷거나 계단을 내려올 때 통증과 부기가 심해져 일상생활이 크게 불편해졌습니다. 통증이 심해 계단을 바로 내려오지 못하고 몸을 옆으로 틀어 내려올 정도였습니다.

처음에는 단순 근육통으로 생각해 파스나 진통제로 버티셨지만, 통증은 점점 심해져 잠을 자다 무릎이 아파서 깨는 날도 있었습니다. X-ray 검사에서는 양쪽 무릎 관절 간격이 좁아지고 퇴행성 변화가 관찰되었으며, 체중도 표준보다 10kg가량 초과되어 무릎에 부담이 큰 상태였습니다.

우선 침 치료와 함께 자하거 약침을 무릎 주변의 경혈인 슬안, 학정, 혈해, 양릉천 음릉천에 시술하여 염증을 가라앉히고 재생을 촉진했습니다. 동시에 체중 감량이 필요해 식단 조절과 수중 걷기 운동을 권유했습니다. 환자분은 치료에 적극적으로 임하시며 밀가루·단순 당질·짠 음식을 줄이고, 고단백 음식과 샐러드 위주의 식단으로 바꾸는 등 생활습관 개선에도 꾸준히 노력하셨습니다.

그 결과 3개월 동안 주 2~3회 치료를 받으며 체중은 약 8kg 줄었고, 무릎 통증도 크게 완화되었습니다. 계단을 오르내릴 때 욱신거리던 증상도 거의 사라져 "이젠 손주를 데리러 가는 일이 즐겁다"고 하실 정도였습니다. 통증이 90% 이상 줄자 매일 30분씩 수영장에서 걷기 운동을 실천하셨고, 물속에서는 체중 부담이 줄어 관절에 무리가 덜해 효과도 좋았습니다.

무릎 관절은 한 번 손상되면 회복이 쉽지 않기 때문에 조기 치료와 함께 체중 관리, 생활습관 교정이 무엇보다 중요합니다. 환자분처럼 치료와 노력을 병행한다면 충분히 통증을 줄이고 삶의 질을 높일 수 있습니다. 지금도 환자분은 일주일에 한두 번 수영을 이어가며, 식단 관리도 꾸준히 실천하고 있습니다.

태반 치료 사례 2

"수술 없이 좋아질 수 있을 줄은 몰랐어요."

평소 직장 생활을 하시면서 주말마다 등산을 즐기고 계신 50대 중반의 남성 환자분께서 무릎 통증을 호소하면서 내원하셨습니다. 등산은 본인의 스트레스를 푸는 가장 좋은 방법이라고 하셨는데, 몇 달 전부터 오른쪽 무릎 안쪽이 쑤시고 계단을 내려올 때 특히 통증이 심하셨다고 하셨습니다.

처음엔 운동을 많이 해서 생긴 근육통이겠거니 하고 파스나 찜질로 넘기셨지만, 통증이 계속 심해지고 부기가 생기면서 결국 정형외과를 찾으셨고, 내측 반월상 연골판 파열이라는 진단을 받으셨습니다. 병원에서는 수술을 권유했지만, 연골에 칼을 대는 것이 두렵고 수술 후 회복 기간이 걱정되어 한방 치료를 받아보시겠다고 내원하셨습니다.

진찰을 해 보니 무릎 관절 주변에 염증과 함께 근육 긴장, 유착이 있었고, 움직일 때 무릎이 뻣뻣하고 통증도 심한 편이었습니다. 통증 점수로 보면 10점 만점에 8점 정도의 강한 통증을 느끼고 계셨습니다.

우선 염증을 가라앉히고 관절 주변의 유착을 풀기 위해 도침 치료를 시행하고, 동시에 자하거 약침으로 연골 주변의 염증과 자극을 줄여주는 치료를 진행했습니다. 도침은 일반 침보다 조금 두껍고 침 끝이 미세한 칼날 모양으로 생긴 침으로 굳어 있는 조직을 풀어주고 염증 부위를 직접적으로 자극하는 방법입니다. 자하거 약침과 함께 사용하면 통증 완화와 조직 회복에 효과적입니다.

환자분께는 등산은 당분간 쉬고 그 대신 관절에 부담을 덜 주는 걷기 운동이나 실내 자전거 타기처럼 근력을 유지하면서도 무릎에 무리가 적은 운동을 권유드렸습니다. 관절 주변의 근육을 강화하는 것은 연골에 가해지는 부담을 줄이는 데 중요한 역할을 합니다.

꾸준히 치료와 운동을 병행한 결과 한 달 정도 지나면서 통증이 점점 줄어들기 시작했고, 2개월이 지나자 통증도 80% 이상 줄었습니다. 무릎을 구부리고 펴는 동작도 훨씬 부드러워졌고 계단을 내려갈 때의 시큰거리고 찌릿한 느낌도 거의 없어졌습니다.

환자분은 "처음엔 수술 말고는 방법이 없지 않을까 생각했는데, 지금은 일상생활도 무리 없이 하고 가벼운 산책까지 가능해서 정말 만족스럽다."라고 하셨습니다.

반월상 연골판 파열이라고 해서 모두 수술이 필요한 건 아닙니다. 초기이거나 부분 파열의 경우에는 환자분처럼 비수술적 치료와 생활습관 개선만으로도 충분히 호전될 수 있습니다. 다만, 꾸준한 관리와 무리하지 않는 운동이 반드시 함께 이뤄져야 합니다.

지금도 환자분은 주말마다 동네 공원을 걷고, 가벼운 자전거 운동을 꾸준히 하시며 무릎 건강을 잘 유지하고 계십니다.

| 에필로그 |

책을 쓰기로 마음을 먹고 원고를 써 내려간 지도 벌써 일 년이라는 시간이 지났습니다. 진료를 하면서 틈틈이 원고를 쓰는 일은 환자를 진료하는 일보다 더 벅차고 어려운 일이었습니다. 하지만 그만큼 의미 있는 시간이기도 했습니다.

이 책에서 태반의 놀라운 치유 능력과 다양한 활용법에 대해 소개해드렸지만, 사실 태반을 활용해서 치료할 수 있는 질환들은 앞서 살펴본 것들보다 훨씬 더 많습니다. 태반이 가진 무한한 가능성을 모두 담기에는 한 권의 책으로는 부족할 정도입니다.

의학의 발전과 함께 태반 치료법도 계속해서 진화하고 있습니다. 새로운 연구 결과들이 발표되고, 더욱 안전하고 효과적인 치료 방법들이 개발

되고 있어 앞으로의 발전이 더욱 기대됩니다. 이 책이 태반 치료에 대한 올바른 정보를 전달하고, 많은 분들의 건강 회복에 도움이 되기를 진심으로 바랍니다.

환자분들을 진료하면서 지금도 많이 배우고 있고, 연구하고 있습니다. 특히 환자분들의 회복 과정을 지켜보며 태반 치료의 효과를 직접 확인할 때마다 이 분야에 대한 확신과 사명감을 더욱 크게 느낍니다. 이런 소중한 배움의 시간을 만들어주신 환자분들께 깊은 감사를 드립니다.

또한 지금도 함께 연구하며 진료하는 원장님들과 직원분들, 그리고 이 책의 출간을 위해 애써주신 모든 분들께도 진심으로 감사한 마음을 전합니다. 여러분의 도움과 격려가 없었다면 이 책이 세상에 나올 수 없었을 것입니다.

무엇보다도 언제나 든든하게 옆에서 지켜봐 주고, 힘들 때마다 묵묵히 응원해준 가족들에게 깊은 고마움을 전합니다. 가족들의 믿음과 격려가 있었기에 이 긴 여정을 끝까지 이어올 수 있었습니다.

마지막으로 이 책을 읽어주신 독자 여러분께도 감사드립니다. 건강한 삶을 위한 여러분의 노력이 결실을 맺기를 기원하며, 태반 치료가 여러분의 건강한 미래를 든든히 지켜주는 버팀목이 되기를 희망합니다.

건강한 하루하루가 모여 건강한 인생을 만듭니다. 모든 분들의 건강과 행복을 진심으로 기원합니다.

감사합니다.

| 태반을 활용하여 치료 가능한 질환들 |

1. 신경·정신계 질환

이명
만성두통
수면장애
자율신경실조증
불안장애, 우울감
감정 기복, 신경 예민
치매 초기 증상, 기억력 저하
말초신경염
안면신경마비 (구안와사)
파킨슨병 보조치료

2. 근골격·통증 질환

퇴행성 관절염
류마티스 관절염
어깨 통증
테니스엘보우, 골프엘보우
만성 근육통, 근막통증증후군
척추 디스크 질환
수술 후 재활, 회복 지연
골다공증 초기 대응

3. 여성 건강·산후 관리

갱년기 증상
생리불순, 생리통
조기 폐경
난소기능 저하
산후 체력 저하, 산후풍
산후 우울감
위축성 질염, 질 건조증
성욕 저하, 성기능 감소

4. 난임 및 생식 기능 관련

여성 불임, 난임
남성 정자 수·운동성 저하
성기능 저하
전립선염, 전립선비대증
요실금
야간뇨

5. 면역·염증성 질환

면역력 저하, 잦은 감기
자가면역질환
아토피 피부염
건선

백반증
크론병, 궤양성 대장염
과민성 대장증후군
장누수증후군

6. 피부·미용

피부 노화, 탄력 저하
주름, 피부 건조
기미, 잡티, 색소침착
여드름 후 색소
탈모, 두피 트러블
상처 및 흉터 회복
피부 트러블, 아토피

7. 내과적 질환 및 전신 증상

만성피로증후군
당뇨병
고혈압, 고지혈증
간기능 저하
간염, 지방간
위장 기능 저하, 만성 소화불량
냉증, 손발 저림
체력 저하, 노화 관련 쇠약감
빈혈, 영양결핍

8. 항암 치료 후 회복

항암 치료 후 체력 회복
면역력 저하
식욕부진
탈모, 피부 손상
전신 회복 저하

| 참고 문헌 |

〈논문〉

- 김명은, 우현준, 전서재, 진효원, 이정한, 하원배 〈자하거 제제의 2017년 이후의 최신 임상 연구 동향: 스코핑 리뷰〉
- 허자경, 이진무, 이창훈, 이경섭, 장준복 〈한방부인과(韓方婦人科) 영역에서 자하거(紫河車)의 효용에 관한 국내외의 연구 동향 고찰〉
- 양정민, 이태균, 김동 〈자하거의 tyrosine kinase Src, cyclooxygenase 발현, PGE2 합성 등의 저해를 통한 골질 재흡수 억제 효과〉
- 김지은, 김호석, 정경식, 백승원, 이수경 〈코호트 자료를 기반으로 한 추간판 탈출증 유병률과 비만도와의 상관관계 분석〉
- 옥소윤, 손수아, 이유진, 신민섭 〈신경뿌리병증을 동반한 요추 추간판 탈출증 환자의 봉약침 후관절 심부시술 효과에 대한 증례 보고〉
- 임경태, 신병철, 허인, 황만석 〈요추 척추관 협착증에 대한 추나요법의 효과: 체계적 문헌 고찰〉
- 김미현, 박은상, 황현호, 이여경, 송금주, 권미리, 강준혁 〈요추 척추관 협착증의 비수술적 치료에 대한 최근 국내외 연구 동향〉
- 정기용, 서영찬, 장우순, 이지은, 김경훈, 신광순, 한유식 〈기존 치료법과 침도침 시술을 병행한 요추관 협착증의 증례 보고 및 분석〉
- 谢朝秋, 龙淑英 〈推拿联合针灸治疗颈椎间盘突出症的临床有效性研究〉
- GUI Zhi-fang, ZENG Wei-hua, XIE Xiao-qin, WANG Hui-hua 〈Treatment effect of human placenta in the treatment of osteoporosis〉
- 郭广英 刘家安 〈紫河车功效及药理作用探析〉
- CHE Yun, REN Jiyu, HAN Cong, HUANG Shaoju, ZHANG Yun, ZANG Chuanbao, ZHANG Shanshan, FU Kailing, LIU Kechun, XIA Qing 〈Research on effect and

mechanism of Ziheche lyophilized powder to improve sleep〉
- 桂志芳,曾卫华,谢小芹,王惠花〈紫河车对骨质疏松症的治疗效果〉
- 武计香〈紫河车胶囊在中药调整人工周期治疗不孕症中的作用研究〉
- 刘艳,席丽军〈紫河车胶囊用于治疗子宫内膜过薄不孕症的探讨〉
- 王亚玲〈紫河车干预治疗肝硬化44例临床观察〉
- CAO Yan-hua, Peng-yue〈Effects of Placenta Hominis and Its Substitutes on Learning and Memory Ability in Mice〉
- Jinho Lee, Joowon Kim, Joon-Shik Shin, YoonJaeLee, Me-riong Kim, Seon-Yeong Jeong, Young-jun Choi, Tae KyungYoon, Byung-heonMoon, Su-binYoo, Jungsoo Hong, andIn-HyukHa〈Long-Term Course to Lumbar Disc Resorption Patients and Predictive Factors Associated with Disc Resorption〉
- Hwa-Jin Chung, Hak-Sun Leea, Joon-Shik Shin, Sang-Ho Lee, Byung-Mo Park, You-Suk Youn, Sang Kook Lee〈Modulation of acute and chronic inflammatory processes by a traditional medicine preparation GCSB-5 both in vitro and in vivo animal models〉
- Jeong Kyo Yoon, Kim Eunseok, Yoon Kwang Sik, Jeon Ju Hyun, KIrri Young Il, Lee Hyun, Kwon Ojin, Jung So-Young, Lee Jun-Hwan, Yang Changsop, Kang Jae Hui, Han Chang-Hyun〈Acupotomy versus Manual Acupuncture for the Treatment of Back and/or Leg Pain in Patients with Lumbar Disc Herniation: A Multicenter, Randomized, Controlled, Assessor-Blinded Clinical Trial〉
- Jeffrey N. Weinstein, Timothy D. Tosteson, James D. Lurie〈Surgical versus nonoperative treatment for lumbar disk herniation: four-year results for the Spine Patient Outcomes Research Trial〉
- Hyejin Seo, Chungkwon Yoo, Tae-Eun Lee, Shan Lin, Yong Yeon Kim〈Head position and intraocular pressure in the lateral decubitus position〉

- 하인혁, 이재환 〈목 불편을 호소하는 환자 대상 기능성 베개의 단기 효과〉
- Susan J Gordon, Karen A Grimmer-Somers, Patricia H Trott 〈Pillow use: the behavior of cervical stiffness, headache and scapular/arm pain〉
- 송광찬, 서지연, 조명의, 송승배, 최봉석, 류원형, 김두리, 전용현 〈자하거 대용량 약침 및 한의학적 치료를 적용한 척추관 협착증 증례 보고〉
- 이재종, 이승윤, 고혜란, 진수임, 문영경, 송가영 〈정신과 약물과 요실금의 연관성〉
- 이수형, 김송백 〈산후 요실금에 대한 침의 효과: 체계적 문헌고찰 및 메타분석〉
- 김지현, 이중석, 남범우, 최진영, 양상국, 임현우, 조선진, 정현숙 〈노인의 요실금과 우울증이 삶의 질에 미치는 영향〉
- 박주연, 김나현 〈노년기 요실금 여성의 하부요로증상, 신체활동, 우울이 수면의 질에 미치는 영향〉
- 서은비, 조한백, 김송백, 서윤정, 최창민, 이지현 〈요실금의 한의학적 치료에 대한 문헌고찰〉
- 조세인, 김동일, 최수지 〈폐경 후 여성 요실금과 과민성 방광의 침 치료법에 대한 고찰〉
- 김미옥 〈요실금 여성의 성기능에 영향을 미치는 요인〉
- 김지현, 김윤환, 김진주, 김선미, 전명재 〈현성 요실금이 한국 중·노년 여성의 성기능에 미치는 영향〉
- 성재홍, 박형무 〈건강한 폐경여성에서의 과민성 방광의 유병률에 대한 조사〉
- 김영희, 한진숙 〈노인 여성의 수면의 질에 관련된 요인〉
- 윤은숙 〈지역사회 노인의 요실금과 수면의 질이 낙상 효능감에 미치는 영향〉
- Myung-Soo Choo, Ja Hyeon Ku, Choal Hee Park, You Sik Lee, Kyu-Sung Lee, Jeong Gu Lee, Won-Hee Park 〈Prevalence of nocturia in a Korean population aged 40 to 89 years〉
- So Young Kim, Woojin Bang, Min-Su Kim, Bumjung Park, Jin-Hwan Kim, Hyo Geun Choi, 〈Analysis of the Prevalence and Factors Associated with Nocturia in

Adult Korean Men〉
- 안정훈, 배건희, 김병준, 박인화, 허인, 차윤엽 〈어깨충돌증후군에 대한 침치료의 효과: 체계적 문헌 고찰 및 메타분석〉
- 윤광식 〈어깨 충돌증후군의 침치료에 관한 연구 동향〉
- 唐银娟 〈加味桃核承气汤治疗粘连性肩关节炎35例临床观察〉
- Olivia Pickard, Peta Burton, Hayato Yamada, Ben Schram, Elisa F. D. Canetti, Robin Orr 〈Musculoskeletal Disorders Associated with Occupational Driving〉
- 김승주, 천진미, 양원경, 전명숙, 성윤영, 박준언, 김호경 〈강활(羌活)과 위령선(威靈仙)의 항염증 상승작용에 관한 연구〉
- Anandakumar Senthilkumar, Joseph Joshua Allan, Bethapudi Bharathi, Agarwal Amit, 정은봉 〈만성 및 급성 염증 모델에서 강황 추출물의 효과〉
- 杉野裕記, 大茂壽久, 宮里和明, 山下明浩, 蒲地康人, 藤田潤, 古子剛, 濱田賢治, 大友一, 清水建詞, 田原尚直 〈手根管症候群とメタボリックシンドローム〉
- 中道健一 〈手根管症候群の超音波診断〉
- 정일영, 김남희, 정경숙, 양혜란, 박경석 〈초음파검사를 이용한 수근관증후군의 중증도 평가〉
- 高久俊, 大薗英一, 高久千鶴乃, 平馬直樹, 高橋秀実 〈透析患者の手根管症候群の随伴症状の緩和に五積散が有用であった3例〉
- 이종 〈수근관 증후군의 한의학적 치료에 대한 논문 고찰 -국내 학술지를 중심으로〉
- Byeong-Gu Gang, Joon-Shik Shin, Jinho Lee, Yoon Jae Lee, Hyun-Woo Cho, Meriong Kim, Kyungwon Kang, Wonil Koh, Eun-Jung Kim, Yeoncheol Park, Dongwoo Nam, In-Hyuk Ha 〈Association Between Acupuncture and Knee Surgery for Osteoarthritis: A Korean, Nationwide, Matched, Retrospective Cohort Study〉
- Nam-Woo Lee, Gee-Heon Kim, In Heo, Koh-Woon Kim, In-Hyuk Ha, Jun-Hwan Lee, Eui-Hyoung Hwang, Byung-Cheul Shin 〈Chuna (or Tuina) Manual Therapy

- for Musculoskeletal Disorders: A Systematic Review and Meta-Analysis of Randomized Controlled Trials〉
- Ji-Hoon Kim, Young-Suk Yoon, Won-Jun Lee, Hong-Je Ko, Seon-Jong Kim 〈A Systematic Review of Herbal Medicine Treatment for Knee Osteoarthritis〉
- 조세인, 김동일, 최수지 〈폐경 후 여성 요실금과 과민성 방광의 침 치료법에 대한 고찰〉
- MacArthur C, Glazener CM, Lancashire RJ, Herbison GP, Wilson PD 〈Urinary incontinence and mode of first and subsequent delivery: a six-year longitudinal study〉
- Dumoulin C, Hay-Smith J 〈 Pelvic floor muscle training versus no treatment for urinary incontinence in women〉
- 정유진, 최아련, 한동근, 강아현, 서혜진, 성재연, 송우섭, 이형철, 엄국현, 김수연 〈말초성 안면마비 환자의 한방치료 치험례〉
- 조기호, 정우상, 홍진우, 황재웅, 나병조, 박성욱, 문상관, 박정미, 고창남, 김영석, 배형섭 〈급성기 말초성 안면신경마비에 대한 한방치료와 한양방 병용치료의 효과 비교〉
- 박재흥, 장선희, 이창환, 구지영, 전대성, 안창범, 김철홍, 송춘호, 윤현민 〈말초성 안면신경마비에 대한 약침병행치료 효능의 임상적 고찰 -자하거 약침과 Sweet Bee Venom을 중심으로-〉
- 윤정훈, 육태한, 송범룡 〈자하거 약침의 Bell's palsy에 대한 치험 보고〉
- 권나현, 신예지, 김찬영, 고필성, 이원일, 조병진, 우현수, 백용현, 박동석 〈특발성 안면신경 마비(Bells Palsy)의 한방치료와 한양방 협진치료의 효과에 대한 임상적 비교연구〉
- 이정현, 김영호, 육태한, 이은용, 김이화 〈자하거약침이 말초성 안면신경마비에 미치는 영향에 관한 임상적 고찰〉
- 이채우, 김홍기, 허성웅, 정경근, 안창범, 송춘호, 김철홍, 윤현민 〈자하거 약침의 구안와사에 대한 임상적 연구〉
- 이정훈, 양태준, 김선욱, 정주용, 마영훈, 오재선, 최정욱, 이은지, 위통순 〈말초성 안면신경마비에 대한 황련해독탕약침과 자하거약침의 효능: 후향적 비교 연구〉

- 심성용 〈안면신경마비의 치료와 관련된 한의학 보고들에 대한 고찰〉
- Beurskens, Heymans 〈Positive effects of mime therapy on sequelae of facial paralysis: stiffness, lip mobility, and social and physical aspects of facial disability.〉
- Seo J, Kim E, Leem J, Sul JU. 〈Integrative traditional Korean medicine management, including acupuncture and Chuna-manual therapy, for stroke-related central facial palsy: A study of three case reports〉
- Nelson, H. D. 〈Menopause〉
- Rossouw JE, et al. 〈Risks and Benefits of Estrogen Plus Progestin in Healthy Postmenopausal Women: Principal Results From the Women's Health Initiative Randomized Controlled Trial〉
- Canonico M, et al. 〈Hormone therapy and venous thromboembolism among postmenopausal women: impact of the route of estrogen administration and progestogens〉
- Manson JE, et al. 〈Menopausal hormone therapy and health outcomes during the intervention and extended poststopping phases of the Women's Health Initiative randomized trials〉
- Beral V 〈Breast cancer and hormone-replacement therapy in the Million Women Study〉
- Mi-Hee Kong, Eun-Ju Lee, Soon-Yong Lee, Seong-Jin Cho, Young-Sun Hong, Sat-Byul Park 〈Effect of human placental extract on menopausal symptoms, fatigue, and risk factors for cardiovascular disease in middle-aged Korean women〉
- 김성민, 박현태, 이병익, 신정호, 박형무, 김탁 〈유니센타주와 멜스몬주의 폐경증상 개선에 대한 효과와 안전성 비교평가〉

- 허자경, 이진무, 이창훈, 이경섭, 장준복 〈韓方婦人科 영역에서 紫河車의 효용에 관한 국내외의 연구 동향 고찰〉
- Constantine Spanos, et al. 〈Stress and symptomatology in patients with interstitial cystitis: a laboratory stress model〉
- Oleg Glazachev, Elena N Dudnik 〈Effects of Human Placenta Extract Laennec on Quality of Life and Physical Performance in Patients with Chronic Fatigue Syndrome〉

〈도서〉
- 이상곤 『왕의 한의학』
- 『조선왕조실록』
- 『승정원일기』
- 이재희 『도설한방진료요방』
- 맹화섭 『방약지침강좌』
- 허준 『동의보감』
- 조태환, 박경미, 조동필 『메타펑쳐 태반을 응용한 제통주사 매뉴얼』
- 요시다 켄타로 『엄마가 주는 최초의 선물 태반의 신비』
- 요시다 켄타로 『태반치료 가이드북』
- 신준호 『삶이 싱싱해지는 태반요법』
- 오홍근 『보완대체의학』
- 손영훈 『척추관절치료 도침이 핵심이다』
- 이광연 『성공하는 직장인의 건강365』
- 최수용 『한의사를 위한 통증치료 매뉴얼』
- 신재용 『놀라운 가정요법』
- 김상우 『20대보다 젊게 사는 30 40 여성한방건강』